Herpes zóster

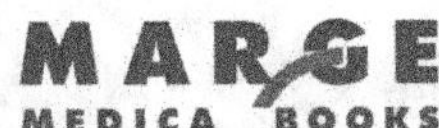

Herpes zóster

Coordinadora:
Dra. Magda Campins

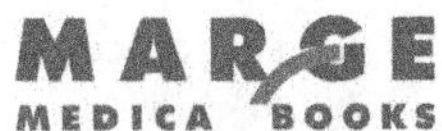

Herpes zóster
Coordinadora: Dra. Magda Campins

1.ª edición 2010

© de esta edición: ICG Marge, SL

Edita: Marge Médica Books - València, 558, ático 2.ª - 08026 Barcelona (España)
www.marge.es -Tel. +34-932 449 130 - Fax +34-932 310 865

Director editorial: Hèctor Soler
Gestión editorial: Ana Soto, Laura Matos, Anna Palacios
Edición: Sandra Martínez, David Soler
Producción editorial: Miquel Àngel Roig
Colaboración técnica: Carmen Company
Compaginación: Rosa Grafisme
Impresión: Novoprint (Sant Andreu de la Barca, Barcelona)

ISBN: 978-84-92442-81-2
Depósito Legal:

Índice

Autores

Magda Campins Martí
Servicio de Medicina Preventiva
y Epidemiología
Hospital Universitari Vall d'Hebron
Universidad Autónoma de Barcelona
Barcelona

Ana María Cebrián Cuenca
Medicina Familiar
Centro de Salud de Ayora
Valencia

Javier Díez Domingo
Centro Superior de Investigaciones
en Salud Pública (CSISP)
Investigación en Vacunas
Valencia

Vicente García-Patos Briones
Servicio de Dermatología
Hospital Universitari Vall d'Hebron
Universidad Autónoma de Barcelona
Barcelona

Javier Medel Rebollo
Unidad de Dolor
Servicio de Anestesiología
Hospital Universitari Vall d'Hebron
Universidad Autónoma de Barcelona
Barcelona

Ángela Mesas Idáñez
Unidad de Dolor
Servicio de Anestesiología
Hospital Universitari Vall d'Hebron
Universidad Autónoma de Barcelona
Barcelona

Fernando A. Moraga Llop
Unidad de Patología Infecciosa
e Inmunodeficiencias en Pediatría
Hospital Universitari Vall d'Hebron
Universidad Autónoma de Barcelona
Barcelona

José Antonio Navarro Alonso
Servicio de Prevención
Consejería de Sanidad
de la Región de Murcia
Murcia

Joan Puig Barberá
Centro Superior de Investigaciones
en Salud Pública (CSISP)
Investigación en Vacunas
Valencia

M.ª Victoria Ribera Canudas
Unidad de Dolor
Servicio de Anestesiología
Hospital Universitari Vall d'Hebron
Universidad Autónoma de Barcelona
Barcelona

Isabel Ruiz-Camps
Servicio de Enfermedades Infecciosas
Hospital Universitari Vall d'Hebron
Universidad Autónoma de Barcelona
Barcelona

Lluís Salleras Sanmartí
Departamento de Salud Pública
Facultad de Medicina
Universidad de Barcelona
Barcelona
Servicio de Medicina Preventiva
Hospital Clínic
Barcelona

Montserrat Salleras Redonnet
Servicio de Dermatología
Hospital del Sagrado Corazón
Barcelona

Carlos Suso Ribera
Atención Psicológica
de la Unidad de Dolor
Hospital Universitari Vall d'Hebron
Facultad de Psicología
Universidad Autónoma de Barcelona
Barcelona

Introducción

Aproximadamente el 30 % de la población desarrollará un herpes zóster en algún momento de su vida. Se espera que esta cifra aumente con el incremento de la edad de la población, debido a la disminución de la inmunidad celular asociada al envejecimiento. Según datos de Estados Unidos, en el año 2030 el 20 % de la población tendrá más de 65 años, mientras que en 2008 era el 12,8 %.

Aunque con los modernos antivirales se ha avanzado mucho en el tratamiento de la fase aguda de esta enfermedad, aún estamos lejos de poder disponer de fármacos que controlen de forma eficaz una de sus principales complicaciones: la neuralgia posherpética. Los costes sanitarios directos del herpes zóster son importantes, incluso sin tener en cuenta el dolor ni su repercusión en la calidad de vida de la persona que lo padece.

Próximamente dispondremos en España de una vacuna eficaz para la prevención del herpes zóster y de la neuralgia posherpética. Ha sido un largo camino, culminado por Oxman *et al.* con la publicación (N Engl J Med. 2005; 352:2271-84) de un ensayo clínico aleatorizado y controlado con placebo que demostraba el importante impacto en salud pública de esta vacuna. El estudio se realizó en EEUU e incluyó más de 38.000 voluntarios de 60 o más años de edad. Tras un seguimiento de tres años se observó que la vacuna reducía a la mitad el riesgo de enfermedad y en dos tercios el riesgo de neuralgia posherpética. Un año más tarde, la Food and Drug Administration de EEUU autorizaba la vacuna, y los Centers for Disease Control and Prevention la recomendaban de forma universal para todas las personas a partir de los 60 años de edad. En Europa, la Agencia Europea del Medicamento (EMA) la autorizó en 2007 a partir de los 50 años de edad.

La prevención de las enfermedades infecciosas mediante la vacunación ha representado uno de los avances más importantes en salud pública. Las vacunas han desempeñado un papel decisivo en la eliminación o la disminución de algunas enfermedades de gran mortalidad en el pasado. El ejemplo más ilustrativo es el de la viruela, que pudo erradicarse (declaración de la Organización Mundial de la Salud del 8 de mayo de 1980) gracias a las campañas de vacunación llevadas a cabo en todo el mundo. La erradicación de la poliomielitis y del sarampión son los siguientes retos a conseguir. El desarrollo de la inmunología, de la biología molecular y de la genética ha permitido avances notables en los últimos años para la prevención de muchas enfermedades infecciosas, así como de algunas neoplasias relacionadas con ellas. Aunque la mayoría de las vacunas han tenido como objetivo reducir la morbimortalidad en los niños, la prevención de las enfermedades mediante la inmunización no se limita a la edad pediátrica. Los cambios epidemiológicos y la incidencia de enfermedades en ciertos grupos de edad justifican plenamente continuar la vacunación en la edad adulta. Quizás la vacuna «por excelencia» en la edad adulta sea la del herpes zóster, que a diferencia de las demás no se administra para prevenir una infección sino para reducir la probabilidad de la reactivación de un virus que se ha mantenido latente en el organismo.

En esta monografía que he tenido el placer de coordinar se hace una revisión de los actuales datos epidemiológicos del herpes zóster en nuestro país, se presentan los avances más recientes en el tratamiento de la infección y de la neuralgia posherpética, con especial énfasis en el paciente inmunodeprimido, así como el impacto de la vacunación sistemática infantil sobre la epidemiología del herpes zóster en el adulto. La información recogida en todos estos capítulos permitirá sin duda al lector comprender y valorar, en su justa medida, el importante avance que representa esta vacuna, magníficamente revisada en un capítulo independiente.

La disponibilidad de una vacuna eficaz frente al herpes zóster va a posibilitar, sin duda, la mejora de la calidad de vida de las personas de edad avanzada, un colectivo cada vez más numeroso en nuestra sociedad.

A todos los autores, mi más sincero agradecimiento por el trabajo y el esfuerzo que les ha representado.

Magda Campins Martí
Servicio de Medicina Preventiva y Epidemiología
Hospital Universitari Vall d'Hebron
Universidad Autónoma de Barcelona
Barcelona

Capítulo 1

Epidemiología del herpes zóster en España

A.M.ª Cebrián,[1] J. Puig,[2] J. Díez[2]

[1] Centro de Salud de Ayora
Valencia

[2] Centro Superior de Investigaciones en Salud Pública (CSISP)
Investigación en Vacunas
Valencia

Dirección para correspondencia
Dr. Javier Díez-Domingo
diez_jav@gva.es

Introducción

La infección por el virus varicela-zóster (VVZ) es padecida por el 92 % de los individuos antes de los 15 años de edad y casi el 100 % al llegar a los 35 años en nuestro
medio.[1] Esta infección primaria se conoce como «varicela» y se caracteriza por fiebre y
erupción cutánea generalizada, con lesiones que evolucionan de vesículas a costras. Tras
las lesiones cutáneas el VVZ viaja por los nervios sensitivos hasta los ganglios espinales, donde queda acantonado hasta su reactivación.

La reactivación del VVZ da lugar al herpes zóster, una enfermedad caracterizada por
lesiones vesiculosas en el trayecto de un nervio sensitivo. Sin embargo, el herpes zóster
es mucho más que un simple exantema: es una enfermedad que ocasiona dolor, un
dolor que puede durar meses e incluso años. Su frecuencia aumenta con la edad y puede
llegar a afectar hasta a un 50 % de los mayores de 85 años. Entre un 10 % y un 30 %
de las personas tendrán un herpes zóster a lo largo de su vida.[2-4] La complicación más
temible es la neuralgia posherpética, un dolor de tipo neuropático en el trayecto sensitivo del nervio afectado, que puede durar meses y hasta años.[5,6]

El herpes zóster es más frecuente en los países de clima templado que en los de clima
tropical, de modo que, como se explicará, la incidencia y los factores de riesgo de esta
enfermedad son parecidos en los países desarrollados de clima templado.[7]

Cabe destacar que se están observando cambios en la epidemiología de estas dos importantes enfermedades, probablemente debido a varios factores. Por un lado, en los
países que disponen de un sistema de vigilancia epidemiológica del herpes zóster se está
registrando un aumento en la incidencia de casos en las últimas décadas, en probable
relación con el envejecimiento de la población en los países desarrollados, el incremento de la realización de procedimientos terapéuticos inmunosupresores, la aparición de

agentes biológicos con capacidad inmunosupresora y otros factores todavía no bien conocidos.[8,9] Por otro lado, con la introducción sistemática de la vacunación frente a la varicela, varios investigadores han hipotetizado que podrían ocurrir cambios en la epidemiología tanto de la varicela como del herpes zóster, todavía no bien conocidos.[9-12]

La introducción de la vacuna de la varicela disminuye la circulación del virus, sin estar claro el impacto que tendrá sobre el herpes zóster. Se están publicando datos que apuntan hacia una disminución de la incidencia en los sujetos vacunados, posiblemente porque al no padecer la varicela no se replica el virus en la piel y, por tanto, no asciende por los nervios sensitivos ni se acantona en los ganglios. Se ha propuesto que la disminución de la circulación del virus evitaría los contactos repetidos que la población adulta tiene con él, y que estimula el sistema inmunitario. La ausencia de contactos podría producir un incremento en la incidencia del herpes zóster en los sujetos no vacunados y que hayan pasado la enfermedad. No obstante, esta hipótesis no se ha demostrado hasta la actualidad, a pesar de que se está haciendo un seguimiento exhaustivo de la enfermedad en Estados Unidos, donde la vacunación sistemática de la varicela está indicada desde hace quince años.

Se trata, por lo tanto, de dos enfermedades relevantes desde un punto de vista sociosanitario, cuya epidemiología es compleja y previsiblemente cambiante en los años próximos. El objetivo de este capítulo es introducir al lector en las claves para entender la situación epidemiológica de herpes zóster en España y en el mundo.

1   Epidemiología de la varicela

Puesto que son dos enfermedades producidas por el mismo virus, no podemos abordar la epidemiología del herpes zóster sin antes dar unas pinceladas acerca de la epidemiología de la varicela.

La varicela es una enfermedad de distribución mundial, de la cual el ser humano representa el único reservorio. Es altamente contagiosa, con una tasa de ataque clínico del 65 % al 85 % tras la exposición en los individuos susceptibles a padecerla. Las personas de ambos sexos y todas las razas se infectan con igual frecuencia, de modo que el virus es endémico en toda la población; sin embargo, se hace epidémico entre los individuos susceptibles con picos estacionales a finales de invierno y principios de primavera en las zonas templadas.[7]

Como única diferencia de presentación, en los países de clima templado se infectan con más frecuencia los niños, mientras que en los trópicos la varicela se manifiesta menos en la infancia y, por tanto, los adultos tienen un riesgo aumentado de sufrirla.[13]

En España la varicela es una enfermedad que a los 5 años de edad ha padecido el 50 % de la población, y el porcentaje aumenta con la edad, de modo que entre los 10 y los 15 años el 90 % de nuestra población ha sido infectada por el VVZ.[14] En un estudio de prevalencia de anticuerpos frente al VVZ llevado a cabo en Madrid[15] se encontró que el 94 % de los adolescentes de 14 a 17 años presentaban anticuerpos frente a dicho virus. Otro estudio, también de seroprevalencia, realizado en Cataluña,[1] muestra que la prevalencia de esta infección aumenta con la edad y llega a afectar a un 85 % de las personas de 5 a 9 años de edad, al 92 % de las de 10 a 14 años, al 94 % de las de 15 a 35 años y hasta casi el 100 % de los mayores de 35 años.

La vacunación frente a la varicela se introdujo en España en el calendario vacunal de 2005 para las personas susceptibles de 10 a 14 años de edad. Algunas comunidades autónomas (Navarra, Madrid, Ceuta y Melilla) la incorporaron posteriormente de forma universal a partir del año de vida.

2　Epidemiología del herpes zóster en España

2.1　*Aspectos generales de la epidemiología: edad, sexo y estacionalidad*

Tal y como ya se ha señalado, prácticamente el 100 % de los individuos presentan anticuerpos frente al VVZ, y es esta misma población la susceptible de padecer herpes zóster.

Se conoce poco de los mecanismos relacionados con la activación del VVZ que dan lugar a un herpes zóster. Se cree que la disminución de la inmunidad celular específica puede tener cierto papel, pero hay dudas sobre los determinantes que lo facilitan en los pacientes sanos no inmunodeprimidos.

En España se dispone de pocos datos sobre la epidemiología del herpes zóster. Si bien la varicela es una enfermedad de declaración obligatoria, el herpes zóster no lo es y no cuenta con fuentes específicas para su declaración, por lo que su epidemiología es mucho menos conocida.

Los principales datos de incidencia del herpes zóster disponibles en España provienen de tres fuentes: *1)* Red de Médicos Centinela de Madrid;[16] *2)* el trabajo de García-Cenoz *et al.* en Navarra;[17] y *3)* los datos obtenidos de un estudio epidemiológico llevado a cabo en la Comunidad Valenciana por nuestro grupo.[18] En la tabla 1 se resumen los estudios de incidencia del herpes zóster realizados en España.

La Red de Médicos Centinela de la Comunidad Autónoma de Madrid está constituida por médicos de atención primaria y pediatras voluntarios que notifican los casos de herpes zóster y otras enfermedades con una periodicidad semanal. Considerando

Autor	Periodo	Zona geográfica	Edad de los pacientes	Nº de casos	Incidencia (casos/1.000 personas-año)
Moya *et al.*[38]	1995	Madrid	No registrado	57	3,09
Picazo *et al.*[39]	1997-1998	España	No registrado	1.528	1,24
Sanz *et al.*[41]	2000	Getafe (Madrid)	No registrado	106	5,28
Pérez-Farinós *et al.*[16]*	1997-2004	Madrid	Todas las edades	1.798	2,5-3,6
García-Cenoz *et al.*[17]*	2005-2006	Navarra	Todas las edades	4.959	4,25
Cebrián-Cuenca *et al.*[18]*	2006-2007	Comunidad Valenciana	> 14 años	146	4,1

* Artículos comentados en el texto.

Tabla 1.
Incidencia de herpes zóster en España.

que la población atendida en su estudio[16] era representativa, en cuanto a edad y sexo, de la población madrileña, los autores reportaron desde 1997 a 2004 un total de 1.798 casos de herpes zóster, lo cual supuso una incidencia anual (estandarizada) de 2,5 a 3,6 casos por cada 1.000 habitantes.

El trabajo de García-Cenoz *et al.*,[17] realizado en Navarra en los años 2005 y 2006, se llevó a cabo tras la introducción de la vacunación sistemática frente a la varicela, y los casos se recogieron de modo retrospectivo a partir de los registros informatizados de la historia clínica que ya estaban implantados en todos los centros de la red pública. En este estudio se comunicaron 4.959 casos de herpes zóster, con una incidencia (media) anual de 4,25 casos por cada 1.000 habitantes.[17]

Nuestro grupo ha realizado recientemente un estudio prospectivo en la Comunidad Valenciana,[18] con recogida activa de los casos en veinticuatro consultas de médicos de atención primaria durante un año (2006-2007), cuyos resultados están pendientes de publicación. La incidencia anual en nuestro estudio fue de 4,1 casos por cada 1.000 habitantes.

En todos estos estudios españoles se observa, de forma similar, un aumento progresivo de la incidencia de herpes zóster paralelo al incremento de la edad de los pacientes. Así, en el estudio de Navarra[17] la incidencia se dispara a partir de los 50 años de edad, de manera que la mitad de los casos de herpes zóster tenían 55 años o más. En el estudio de Madrid[16] llama la atención una menor incidencia en el grupo de 85 años en adelante, respecto del grupo de 65 a 74 años y al de 75 a 84 años. Este fenómeno también se ha descrito en otros trabajos europeos, y puede deberse a que los pacientes mayores de 85 años están más institucionalizados y escapan de muchos sistemas de registro. En el trabajo de Madrid,[16] en el cual se estudió la incidencia de la enfermedad de 1997 a 2004, los autores observaron un aumento en todos los grupos de edad durante los ocho años años del estudio. En los trabajos tanto de Navarra[17] como de Madrid,[16] el grupo de mayor afectación se situó en la década de 70 a 79 años de edad.

También de forma similar, en los dos estudios antes comentados[16,17] y en el de la Comunidad Valenciana se observa una mayor incidencia en las mujeres: en el estudio de Madrid[16] representan el 59,2 % de la muestra, en el de Navarra[17] el 57 % y en el de la Comunidad Valenciana el 63,8 %, con una incidencia por sexo de 3,5 casos por cada 1.000 hombres y de 4,7 por cada 1.000 mujeres en Navarra,[17] y de 2,7 por cada 1.000 hombres y 4,4 por cada 1.000 mujeres en la Comunidad Valenciana.

El ritmo estacional de presentación del herpes zóster se registró en el estudio de Madrid,[16] y no se halló ninguna variación en la incidencia de esta enfermedad en relación a la época del año; tampoco en la Comunidad Valenciana se corroboró esta observación.[18]

2.2　*Hospitalizaciones*

Cabe destacar dos importantes investigaciones que han registrado la hospitalización por herpes zóster en España: *1)* el trabajo llevado a cabo por Gil *et al.,*[19] que ofrece datos de 1998 a 2004; y *2)* el estudio de Peña-Rey *et al.*[14] con datos de 1997 a 2007. Ambos son estudios retrospectivos que recogieron los datos de los registros hospitalarios a partir del Conjunto Mínimo Básico de Datos (CMBD), en el cual se incluyen, entre otra información, las causas que motivaron el ingreso, el diagnóstico al alta y otros diagnósticos concurrentes en el momento del ingreso o que se establezcan durante la estancia hospitalaria.

La tasa de hospitalización registrada por Gil *et al.*[19] fue de 13,4 por cada 100.000 personas de 30 años o más de edad, mientras que en el trabajo de Peña-Rey *et al.*[14] se registró una tasa media anual de ingresos de 2,5 por 100.000 habitantes en la población general, y por edad de 2,7 por 100.000 personas mayores de 14 años y de 1,03 por 100.000 personas menores de 15 años.

Se ha especulado que la diferente incidencia de hospitalizaciones por herpes zóster observada en ambos estudios podría deberse a que el primero[19] consideró como paciente «ingresado por herpes zóster» a quien presentaba esta enfermedad como diagnóstico primario o secundario, y por lo tanto podía sobrestimar, o el segundo estudio[14] infraestimar, la incidencia «real» global. Identificar las hospitalizaciones relacionadas con el herpes zóster a partir de bases de datos administrativas es difícil, y los datos publicados en este sentido son escasos. En estas bases, el herpes zóster puede aparecer en el diagnóstico al ingreso o en el informe de alta hospitalaria, pero determinar si fue un diagnóstico principal o sólo una situación concomitante que apareció durante el ingreso es lo realmente difícil.

En el trabajo de Gil *et al.*[19] se observó que la edad media de los pacientes era de 68,3 años (desviación estándar [DE] = 15,5), el 52 % eran hombres y más del 85 % de las hospitalizaciones eran de mayores de 50 años. La tasa máxima de hospitalización se alcanzó en la población de 80 años o más de edad (54,3 por cada 100.000 habitantes).

En este mismo estudio también se analizaron las tasas de hospitalización por comunidades autónomas, y Navarra fue la que presentó una mayor tasa de hospitalización (20,1 por 100.000 habitantes), mientras que las Islas Canarias tuvo la menor (6,1 por 100.000 habitantes). Este hallazgo puede explicarse por las características geográficas de las Islas Canarias, ya que al ser de clima tropical la prevalencia de enfermedad por VVZ es menor que en las zonas de clima templado.

En el trabajo de Peña-Rey *et al.*[14] se analizó de forma independiente la tasa media anual de casos de herpes zóster en personas hospitalizadas por otras causas, y se obtuvo una tasa de 44,03 casos por 100.000 ingresados (el 87 % en mayores de 45 años). También se observó una tendencia ascendente con el tiempo de la presentación de herpes zóster en los pacientes ingresados por otras causas, con un máximo en el periodo de 2005 a 2007.

La estancia hospitalaria media recogida por Gil *et al.*[19] fue de 12,9 días (DE = 14,6), con una variación entre los 10 días en Murcia y los 20 días en las Islas Canarias. En el trabajo de Peña-Rey *et al.*[14], por su parte, la estancia media de los ingresados por herpes zóster fue de 9 días (DE = 8,7), mientras que los casos de herpes zóster ingresados por otras causas permanecen hospitalizados más días (14,5; DE = 18).

2.3 Mortalidad

El trabajo de Gil *et al.*[19] encuentra una tasa de mortalidad de 0,6 por cada 100.000 habitantes, que llega a 3,9 por cada 100.000 habitantes de edad igual o mayor de 80 años, mientras que en el de Peña-Rey *et al.*[14] se registró una tasa media anual de 0,29 muertes por 100.000 habitantes, el 95 % mayores de 70 años y el 80 % mayores de 80 años.

La diferente definición empleada en ambas investigaciones y las distintas fuentes de registro empleadas son, probablemente, las causas de observaciones tan dispares. Tal como ya se ha comentado, una definición restrictiva de los pacientes hospitalizados por herpes zóster (estudio de Peña-Rey *et al.*[14]) como diagnóstico principal lleva a infraestimar el número real de pacientes hospitalizados con herpes zóster. Por otra parte, los datos de mortalidad del estudio de Gil *et al.*[19] siguen siendo del registro hospitalario, mientras que en el estudio de Peña-Rey *et al.*[14] se utiliza la base de datos del Centro Nacional de Epidemiología, procedente del registro de mortalidad del Instituto Nacional de Estadística.

3　Epidemiología del herpes zóster en otros países europeos

En Europa, donde la población ha ido envejeciendo paulatinamente desde 1950, el número de personas afectadas por herpes zóster continúa aumentando y cada año ocurren aproximadamente 1,8 millones de casos nuevos.[20-22]

En la tabla 2 se presenta un resumen de los principales estudios de incidencia del herpes zóster en Europa. Mención señalada merecen, por su relevancia en este campo, el trabajo de Opstelten *et al.*[20] en Holanda (de 1994 a 1999), el de Chidiac *et al.*[21] en Francia (entre 1997 y 1998) y el reciente de Gautier *et al.*[23] realizado en Reino Unido (de 2000 a 2006).

Los trabajos de Opstelten *et al.*[20] y Chidiac *et al.*[21] son estudios prospectivos, mientras que el de Gautier *et al.*[23] es un estudio retrospectivo. La incidencia registrada por Opstelten *et al.*[20] fue de 3,2 casos de herpes zóster por cada 1.000 personas, mientras que Chidiac *et al.*[21] registraron una incidencia de 4,8 casos por cada 1.000 personas y Gautier *et al.*[23] de 5,23 casos por 1.000 personas-año a partir de los 50 años de edad. En todos los trabajos[20, 21, 23] se observó una mayor incidencia de herpes zóster con la edad, que llegaba a ser de 12,8 casos por cada 1.000 personas-año en los mayores de 74 años en el estudio de Chidiac *et al.*[21]

Opstelten *et al.*[20] pretendieron evaluar en su investigación si el sexo femenino era realmente un factor asociado independiente del desarrollo de herpes zóster. En este sentido, concluyen que las mujeres desarrollaban más herpes zóster, incluso tras ajustar por la edad y otras comorbilidades conocidas que afectan al sistema inmunitario. La incidencia en las mujeres fue de 3,9 casos por cada 1.000 personas-año, y en los hombres de 2,5 casos por cada 1.000 personas-año. La incidencia era mayor en las mujeres en todos los grupos de edad, excepto en el de 15 a 24 años, sin que se encontrara una explicación para esta observación.

Autor	Periodo	Zona geográfica	Edad de los pacientes	Nº de casos	Incidencia (casos/1.000 personas-año)
Seiler HE[36]	1947-1948	Edimburgo (Escocia)	No registrado	246	2
McGregor[28]	1948-1955	Hawick (Escocia)	0-65 años	81	4,8
Ross et al.[42]	1972-1973	Glasgow (Escocia)	No registrado	87	2,4
Wilson[43]	1955-1985	Dumfriesshire (Escocia)	0-80 años	151	2,6
Hope-Simpson[2]	1947-1962	Cirencester (Inglaterra)	0-90 años	192	3,4
Fleming et al.[44]	1967-1989	Inglaterra y Gales	0-65 años	No registrado	3,2
McCormick et al.[45]	1991-1992	Inglaterra y Gales	0-109 años	1.645	3,5
Paul et al.[29]	1992-1993	Alemania	No registrado	152	2,3
Chidiac et al.[21]*	1997-1998	Francia	0-75 años	8.103	4,8
Czernichow et al.[46]	1998	Francia	No registrado	605	3,2
Di Luzzio Paparatti et al.[22]	1995	Italia	> 15 años	408	4,1
Helgason et al.[37]	1990-1995	Islandia	0-80 años	457	2
Opstelten et al.[20]*	1994-1999	Holanda	0-75 años	837	3,4
Brisson y Edmunds[31]	1991-2000	Inglaterra y Gales	Todas las edades	No registrado	3,78
Scott et al.[40]	2001	Londres (Reino Unido)	No registrado	96	0,6-4,3
Gautier et al.[23]*	2000-2006	Reino Unido	≥ 50 años	27.225	5,23

* Artículos comentados en el texto.

Tabla 2.
Incidencia de herpes zóster en el resto de los países europeos.

Chidiac *et al.*,[21] de forma análoga, observaron una mayor incidencia en las mujeres, con una proporción entre mujeres y hombres de 1,27:1. Finalmente, Gautier *et al.*[23] registraron una incidencia en las mujeres de 6,05 casos por cada 1.000 personas-año, frente a 4,3 casos por cada 1.000 personas-año en los hombres.

Cabe destacar que ninguno de los tres trabajos mencionados detectó estacionalidad en la presentación de los episodios de herpes zóster.

4 Epidemiología del herpes zóster en Estados Unidos

Se estima que en EEUU un millón de personas sufren herpes zóster todos los años.[24,25] Esta incidencia es similar a la observada en los países europeos. En la tabla 3 puede

Autor	Periodo	Zona geográfica	Edad de los pacientes	Nº de casos	Incidencia (casos/1.000 habitantes-año)
Ragozzino *et al.*[26]	1945-1959	Rochester (EEUU)	14-75 años	590	1,2
Richards[27]	1983-1992	New Hampshire (EEUU)	0-90 años	124	3,3
Schmader *et al.*[47]	1989-1990	North Carolina (EEUU)	65-104 años	69	7,2
Donahue *et al.*[48]	1990-1992	Harvard Community Health Plan (EEUU)	0-75 años	1075	2,2
Yawn *et al.*[9]*	1996-2001	Olmsted (EEUU)	≥ 22 años	1.669	3,6
Insinga *et al.*[24]*	2000-2001	50 Estados (EEUU)	Todas las edades	9.152	3,2
Oxman *et al.*[25]	1998-2001	EEUU	> 60 años	642	11,12
Jumaan *et al.*[11]	1992-2002	Seattle (EEUU)	Todas las edades	No registrado	4,05-4,48
Mullooly *et al.*[12]	1997-2002	Washington y Oregon (EEUU)	Todas las edades	No registrado	3,69
Yih *et al.*[10]	1999-2003	Massachusetts (EEUU)	> 18 años	194	2,7-5,2

* Artículos comentados en el texto.

Tabla 3.
Incidencia de herpes zóster en EEUU.

verse que esta incidencia ha ido aumentando desde las décadas de 1940 y 1950 hasta el momento actual. En el periodo de 1945 a 1949 se reportó una incidencia de herpes zóster de 1,2 casos por cada 1.000 personas-año,[26] y en los años 1983 a 1992 fue de 3,3 casos por cada 1.000 personas-año.[27]

Como estudios importantes cabe destacar el realizado por Yawn *et al.*,[9] de 1996 a 2001, y el de Insinga *et al.*,[24] que recogió datos de 2000 a 2001. Los dos son estudios retrospectivos que utilizan bases de datos diseñadas con fines administrativos. La incidencia hallada fue de 3,6 casos por 1.000 personas de edad igual o superior a 22 años en el trabajo de Yawn *et al.*,[9] y de 3,2 casos por 1.000 personas-año en el de Insinga *et al.*[24] De forma concordante con los estudios realizados en otros países europeos y en España, el trabajo de Yawn *et al.*[9] observa que la incidencia de herpes zóster aumenta con la edad y a lo largo del tiempo durante el periodo de estudio. El grupo de edad que registró una mayor incidencia en el trabajo de Yawn *et al.*[9] fue el de 50 a 59 años, mientras que en el de Insinga *et al.*[24] fue el grupo de 50 a 79 años.

En cuanto al sexo, Yawn *et al.*[9] encontraron una mayor incidencia en los hombres (3,9 frente a 3,2 casos por cada 1.000 personas-año); éste es uno de los pocos trabajos que hallan una mayor incidencia en los hombres.[28, 29] Insinga *et al.*,[24] al igual que otros muchos autores,[17,18,20,21,23,30] registraron más casos en las mujeres (el 59,9 % frente al 40,1 % en los hombres).

Comparar la incidencia de hospitalizaciones relacionadas con el herpes zóster entre España y otros países plantea problemas porque la situación varía mucho de unos estudios a otros. Por una parte están los diversos criterios usados para la hospitalización, y por otra las diferentes estructuras de los sistemas sanitarios. Así, se han reportado tasas tan dispares como 4,4 hospitalizados por herpes zóster por cada 100.000 habitantes en Inglaterra y Gales,[31] 13 hospitalizaciones por 100.000 habitantes en el grupo de edad de 45 a 64 años en Reino Unido[3] y hasta 148 hospitalizaciones por cada 100.000 habitantes en los mayores de 65 años.

En EEUU[32] se reportó una tasa de hospitalización de 16,1 por cada 100.000 habitantes, y en Canadá[3] de 12 por cada 100.000 habitantes, en el grupo de edad de 45 a 64 años, y de 86 por 100.000 habitantes en el grupo de más de 65 años.

En España, la tasa de hospitalización por herpes zóster de 13,4 por cada 100.000 habitantes de 30 o más años de edad registrada en el trabajo de Gil *et al.*[19] podría ser similar a las halladas en Canadá y Reino Unido,[3] pero no así la tasa de 2,5 por cada 100.000 habitantes en población general recogida por Peña-Rey *et al.*,[14] que sería muy inferior.[3,32]

5 Factores de riesgo de herpes zóster

5.1 Edad

La incidencia de herpes zóster aumenta con la edad, en especial a partir de los 50 años. Los países de clima tropical, donde se contrae la infección por VVZ más tardíamente, tienen una menor incidencia de herpes zóster.[13] Esta observación apoya la teoría de algunos autores[33] que sugieren que la adquisición de la varicela en el adulto podría retrasar la aparición del herpes zóster. En cambio, padecerla en el primer año de vida aumentaría el riesgo de presentar herpes zóster durante la infancia.[34]

5.2 Sexo

La mayoría de los trabajos muestran una incidencia más alta en las mujeres.[17,18,20,21,23,24,30] No se han determinado las razones de esta diferencia entre sexos. Algunos autores sugieren que podría explicarse, al menos en parte, por las diferencias conductuales entre hombres y mujeres, o quizá por una diferente respuesta inmunitaria frente a la infección viral latente (la mayor afectación de las mujeres también por el herpes simple apoya la hipótesis de que responden de manera diferente que los hombres frente a las infecciones por virus herpes alfa).[30]

El hallazgo casi uniforme en la literatura de una mayor incidencia de herpes zóster en las mujeres abre el debate sobre la asociación entre la exposición repetida al VVZ y la reducción del riesgo de padecer herpes zóster. Las mujeres clásicamente tienen mayor contacto con niños que los hombres, incluidos los niños que padecen varicela, lo que haría esperar una menor incidencia en ellas.[33,35]

5.3 Estacionalidad

La mayoría de los trabajos no registran la estacionalidad,[3,26,27,29,36,37] pero los que lo hacen[3] encuentran que la incidencia de herpes zóster no sigue un patrón definido como ocurre en la varicela. Esta observación epidemiológica sugiere que la latencia del virus no se reactiva con la exposición al VVZ exógeno. Tan sólo un trabajo[37] encuentra una mayor incidencia de herpes zóster a finales de verano y principios de otoño.

5.4   *Otros factores asociados al herpes zóster*

Además de la avanzada edad y el sexo femenino, se han descrito otros factores asociados a una mayor incidencia de herpes zóster. Así, las personas de raza blanca tienen un mayor riesgo de padecer herpes zóster;[33] el estrés psicológico también se ha sugerido en algunos trabajos como factor desencadenante de un episodio de herpes zóster, y por supuesto la inmunosupresión (véase el capítulo 3). También se han relacionado con una mayor frecuencia de herpes zóster los traumatismos previos en la zona donde aparece, el arsénico[2] y el déficit en la ingesta de micronutrientes.[33] No está clara la relación del herpes zóster con el lugar de residencia (rural o urbano).

6   Incidencia de la neuralgia posherpética

La neuralgia posherpética es la complicación que supone una mayor morbilidad. Es un dolor intenso que persiste tras la curación del exantema y que puede durar años, e incluso toda la vida del paciente. Esta complicación disminuye mucho la calidad de vida de los pacientes y supone un importante coste desde el punto de vista tanto sanitario como social.

No hay consenso en cuanto a la definición de neuralgia posherpética. Se propuso clasificarla en neuralgia aguda (cuando el dolor persiste dentro de los 30 días tras el inicio del exantema), neuralgia posherpética subaguda (cuando la duración es de 30 a 120 días) y neuralgia posherpética (cuando el dolor persiste más de 120 días). La frecuencia y la gravedad de esta complicación aumentan con la edad del paciente: su incidencia es de menos de 1 caso por 1.000 personas-año en los niños y llega a 12 casos por 1.000 personas-año en los mayores de 65 años.[5,6]

En los trabajos realizados en España, la incidencia de neuralgia posherpética reportada por Moya-Mir *et al.*[38] y Picazo *et al.*[39] varía entre 3 y 5 casos por cada 1.000 habitantes. En nuestro trabajo de la Comunidad Valenciana[18] hallamos una incidencia mensual de neuralgia posherpética de 5,2 casos por cada 1.000 personas de 70 o más años de edad, y a los tres meses de 1,6 casos por cada 1.000 personas de ese mismo grupo de edad.

En cuanto al porcentaje de pacientes con herpes zóster que experimentaron neuralgia posherpética, el 47,6 % de nuestros pacientes[18] la presentaron al mes, el 14,5 % la seguían presentando a los tres meses y el 9 % a los seis meses. Estos datos son muy parecidos a los de un estudio prospectivo realizado en Londres por Scott *et al.*[40] en 2001, en el cual se halló una incidencia de neuralgia posherpética a los tres meses del 13,4 % y a los seis meses del 5,4 %.

Conclusiones

Las características epidemiológicas del herpes zóster halladas en los estudios realizados en España concuerdan con las de otros estudios a gran escala llevados a cabo en países desarrollados de Europa y en EEUU.

El herpes zóster es una enfermedad con una gran morbilidad, tanto en España como en el resto de los países europeos y en EEUU.

En esta revisión de la epidemiología del herpes zóster y de sus factores de riesgo se ha puesto de manifiesto la falta de datos disponibles sobre esta enfermedad en España. Es importante destacar la relevancia de la creación de sistemas de vigilancia activa y continua para determinar la prevalencia del herpes zóster, para conocer así con mayor detalle una enfermedad cuya prevalencia está en aumento. La identificación de los factores predisponentes que llevan a la aparición del herpes zóster es primordial para actuar en consecuencia y prevenir una afección tan prevalente en nuestro medio.

Bibliografía

1. Salleras L, Domínguez A, Vidal J, Plans P, Salleras M, Taberner JL. Seroepidemiology of varicela-zoster virus infection in Catalonia (Spain). Rationale for universal vaccination programmes. Vaccine. 2000;19:183-8.
2. Hope-Simpson RE. The nature of herpes zoster: a long-term study and a new hypothesis. Proc R Soc Med. 1965;58:9-20.
3. Brisson M, Edmunds WJ, Law B, Gay NJ, Walld R, Brownell M, et al. Epidemiology of varicella zoster virus infection in Canada and in the United Kingdom. Epidemiol Infect. 2001;27:305-14.
4. Schmader K. Herpes zoster in older adults. Clin Infect Dis. 2001;32:1481-6.
5. Dworkin RH, Portenoy RK. Proposed clasification of herpes zoster pain. Lancet. 1994;343:1648.
6. Desmond RA, Weiss HL, Arani RB, Soong SJ, Wood MJ, Fiddian PA, et al. Clinical applications for change-point analysis of herpes zoster pain. J Pain Symptom Manage. 2002;23:510-6.
7. Seward J, Wharton M. Epidemiology of varicella. En: Arvin A, Gershon A, editores. Varicella-zoster virus. Cambridge, UK: Cambrigde University Press; 2000. pp. 187-205.
8. Gnann Jr JW, Whitley RJ. Herpes zoster. N Engl J Med. 2002;347:340-6.
9. Yawn BP, Saddier P, Wollan PC, St. Sauver JL, Kurland MJ, Sy LS. A population-based study of the incidence and complication rates of herpes zoster before zoster vaccine introduction. Mayo Clin Proc. 2007;82:1341-9.
10. Yih WK, Brooks DR, Lett SM, Jumaan AO, Zhang Z, Clements KM, et al. The incidence of varicella and herpes zoster in Massachusetts as measured by the Behavioral Risk Factor Surveillance System (BRFSS) during a period of increasing varicella vaccine coverage, 1998-2003. BMC Public Health. 2005;5:68-77.
11. Jumaan AO, Yu O, Jackson LA, Bohlke K, Galil K, Sewrd JF. Incidence of herpes zoster, before and after varicella-vaccination-associated decreases in the incidence of varicella, 1992-2002. J Infect Dis. 2005;19:2002-7.
12. Mullooly JP, Riedlinger K, Chun C, Weinmann S, Houston H. Incidence of herpes zoster, 1997-2002. Epidemiol Infect. 2005;133:245-53.
13. Lolekha S, Tanthiphabha W, Sornchai P, Kosuwan P, Sutra S, Warachit B, et al. Effect of climatic factors and population density on varicella zoster virus epidemiology within a tropical country. Am J Trop Med Hyg. 2001;64:131-6.
14. Peña-Rey I, Martínez MV, Villaverde A, Terres M, Alcalde E, Suárez B. Epidemiología de la varicela en España en los periodos pre y post vacunación. Rev Esp Salud Pública. 2009;83:711-24.
15. Gil A, González A, Dal-Ré R, Ortega P, Domínguez V. Prevalence of antibodies against varicela zoster, herpes simplex (types 1 and 2), hepatitis B and hepatitis A viruses among Spanish adolescents. J Infect. 1998;36:53-6.
16. Pérez-Farinós N, Ordobás M, García-Fernández C, García-Comas L, Cañellas S, Rodero I, et al. Varicella and herpes zoster in Madrid, based on the Sentinel General Practitioner Network: 1997-2004. BMC Infect Dis. 2007;7:59-64.
17. García Cenoz M, Castilla J, Montes Y, Morán J, Salaberri A, Elía F, et al. Incidencia de la varicela y el herpes zóster antes de la introducción de la vacunación sistemática infantil en Navarra, 2005-2006. An Sist Sanit Navar. 2008;31:71-80.
18. Cebrián-Cuenca AM, Díez-Domingo J, San-Martín M, Puig-Barberá J, Navarro-Pérez J. Epidemiology of herpes zoster infection among patients treated in primary care centres in the Valencian Community (Spain). BMC Fam Pract. 2010;6:11-33.
19. Gil A, Gil R, Álvaro A, San-Martín M, González A. Burden of herpes zoster requiring hospitalization in Spain during a seven-year period (1998-2004). BMC Infect Dis. 2009;9:55-65.
20. Opstelten W, Van Essen GA, Schellevis F, Verheij T, Moons K. Gender as independent risk factor for herpes zoster: a population based study. Ann Epidemiol. 2006;16:692-65.
21. Chidiac Ch, Bruxelle J, Daures JP, Hoang Xuan T, Morel P, Leplège A, et al. Characteristics of patients with herpes zoster on presentation to practitioners in France. CID. 2001;33:62-9.
22. Di Luzzio Paparatti U, Arpinelli F, Viscona G. Herpes zoster and its complications in Italy: an observational survey. J Infect. 1999;38:116-9.
23. Gautier A, Breuer J, Carrington D, Martin M, Rèmy V. Epidemiology and cost of herpes zoster and post-

herpetic neuralgia in the United Kingdom. Epidemiol Infect. 2009;137:38-47.

24. Insinga R, Itzler RF, Pellissier JM, Saddier P, Nikas AA. The incidence of herpes zoster in an United States administrative database. J Gen Intern Med. 2005;230:748-53.

25. Oxman MN, Levin MJ, Johnson GR, Schmader KE, Straus SE, Gelb LD, *et al.* A vaccine to prevent herpes zoster and postherpetic neuralgia in older adults. N Engl J Med. 2005;352:2271-84.

26. Ragozzino MW, Melton LJ III, Kurland LT, Chu CP, Perry HO. Population-based study of herpes zoster and its sequelae. Medicine. 1982;61:310-6.

27. Richards P. Shingles in one family practice. Arch Fam Med. 1996;5:42-6.

28. McGregor RM. Herpes zoster, chicken-pox, and cancer in general practice. BMJ. 1957;1:84-7.

29. Paul E, Thiel T. Epidemiology of varicella zoster infections. Results of a prospective study in the Ansbach area. Hautarzt. 1996;47:604-9.

30. Fleming DM, Cross KW, Cobb WA, Chapman RS. Gender difference in the incidence of shingles. Epidemiol Infect. 2004;132:1-5.

31. Brisson M, Edmunds WJ. Epidemiology of varicella zoster virus in England and Wales. J Med Virol. 2003;70:9-14.

32. Lin F, Hadler JL. Epidemiology of primary varicela and herpes zoster hospitalizations: the prevaccine era. J Infect Dis. 2000;181:1897-905.

33. Thomas SL, Hall AJ. What does epidemiology tell us about risk factors for herpes zoster? Lancet Infect Dis. 2004;4:26-33.

34. Guess HA, Broughton DD, Melton L Jr, Kurland LT. Epidemiology of herpes zoster in children and adolescents: a population-based study. Pediatrics. 1985;76:512-7.

35. Thomas SL, Wheeler JG, Hall AJ. Contacts with varicella or with children and protection against herpes zoster in adults: a case-control study. Lancet. 2002;360:678-82.

36. Seiler HE. A study of herpes zoster particularly its relationship to chickenpox. J Hyg. 1949;47:253-62.

37. Helgason S, Sigurdsson JA, Gudmundsson S. The clinical course of herpes zoster: a prospective study in primary care. Eur J Gen Pract. 1996;2:12-6.

38. Moya Mir MS, Laguna P, Grupo para el Estudio Piloto del Herpes Zóster. Herpes zóster. Revisión de la enfermedad y presentación de los resultados de un estudio piloto sobre su incidencia y manifestaciones clínicas. Madrid: TCC; 1997.

39. Picazo de la Garza JJ, Abad Cervero P, Moya Mir M. Estudio epidemiológico nacional sobre herpes zóster en España. Incidencia, manifestaciones clínicas y evolución. Madrid: TCC; 1999.

40. Scott FT, Johnson RW, Leedham-Green M, Davies E, Edmunds WJ, Breuer J. The burden of herpes zoster: a prospective population based study. Vaccine. 2006;24:1308-14.

41. Sanz Pozo B, Criado Vega E, Quintana Gómez JL. ¿Cómo tratamos el herpes zóster en atención primaria? Medifam. 2002;12:550-6.

42. Ross CA, Brown WK, Clarke A, Caldwell WF, Gordon ER, Harvey J, *et al.* Herpes zoster in general practice. J R Coll Gen Pract. 1975;25:29-32.

43. Wilson JB. Thirty one years of herpes zoster in a rural practice. BMJ. 1986;293:1349-51.

44. Fleming DM, Norbury CA, Crombie DL. Annual and seasonal variation in the incidence of common diseases. Birmingham: Royal College of General Practitioners; 1991.

45. McCormick A, Fleming D, Charlton J. Morbidity statistics from general practice: 4th national study 1991-92. A study carried out by the Royal College of General Practitioners, the Office of Population Censuses and Surveys, and the Department of Health. London: HM Stationery Office; 1995.

46. Czernichow S, Dupuy A, Flahault A, Chosidow O. Herpes zoster: incidence study among sentinel practitioners. Ann Dermatol Venereol. 2001;128:497-501.

47. Schmader K, George LK, Burchett BM, Pieper CF, Hamilton JD. Racial differences in the occurrence of herpes zoster. J Infect Dis. 1995;171:701-4.

48. Donahue JG, Choo PW, Manson JE, Platt R. The incidence of herpes zoster. Arch Intern Med. 1995;155:1605-9.

Capítulo 2

Manifestaciones clínicas y tratamiento del herpes zóster

V. García-Patos

Servicio de Dermatología
Hospital Universitari Vall d'Hebron
Universidad Autónoma de Barcelona
Barcelona

Dirección para correspondencia
Dr. Vicente García-Patos
vgarcia@vhebron.net

Introducción

El herpes zóster, o simplemente zóster, es la expresión clínica, cutánea y neurológica, de la reactivación del virus varicela-zóster (VVZ). Tras la primoinfección que ocasiona la varicela, el virus queda latente en los ganglios dorsales espinales sensitivos o en los ganglios de los nervios craneales. Su reactivación se manifiesta con vesículas y ampollas de disposición metamérica, lineal, que popularmente se ha comparado a un «cinturón» o una «culebrilla». El tratamiento de la varicela con antivirales no previene ni aumenta el riesgo de padecer posteriormente un zóster, pues no interfiere con el desarrollo de inmunidad específica.[1,2] La incidencia del zóster es menor en los niños vacunados frente a la varicela que en los no vacunados, pero la vacuna no elimina el riesgo de desarrollarlo en un futuro, ya sea por la cepa vacunal o por una cepa natural.[3]

La incidencia de zóster aumenta con la edad y podríamos considerar que es un proceso infrecuente en los niños menores de 14 años. Se estima que se producen 0,47 casos por cada mil personas de esta edad y año; es decir, que un pediatra con un cupo de mil niños podría ver un zóster cada dos años.

El desarrollo de la varicela en los primeros doce meses de vida es el principal factor de riesgo para sufrir una reactivación del virus antes de los 12-14 años de edad en los niños sanos. Ello contrasta con la elevada incidencia en los adultos mayores de 75 años, que supera los diez casos por mil personas y año.[4,5]

En este capítulo se revisan las características clínicas, el diagnóstico y el tratamiento del herpes zóster.

1   Clínica

Entre las manifestaciones clínicas del herpes zóster se pueden diferenciar dos periodos evolutivos: antes de la aparición de las lesiones cutáneas (periodo preeruptivo o prodrómico) y durante el curso de éstas (periodo eruptivo). Si bien la mayoría de los cuadros clínicos de esta infección herpética son muy típicos, hay formas especiales que, por la morfología de las lesiones, su distribución o el estado inmunitario del huésped, requieren algunos comentarios específicos.[6-12]

1.1   *Clínica del periodo prodrómico*

Con frecuencia los pacientes acuden a urgencias por el dolor a lo largo de la zona de piel correspondiente a la metámera afectada, antes de que sean visibles las lesiones cutáneas. La intensidad de este dolor puede ser muy variable, desde leves disestesias, acorchamiento o prurito, propio de los niños y los adultos jóvenes, hasta un dolor intensísimo, constante o intermitente, muy común en los ancianos. En un pequeño porcentaje de pacientes (5 %) puede haber febrícula, malestar general, cefalea, adenopatías regionales y otros síntomas inespecíficos.

El carácter agudo del dolor y su distribución metamérica sugieren el diagnóstico de herpes zóster. Sin embargo, conviene tener siempre presentes otras causas de dolor localizado, tales como el infarto de miocardio, la pleuritis, la colecistitis, la apendicitis, la úlcera gastroduodenal, el cólico nefrítico, la pancreatitis, la hernia discal o el glaucoma. Según la sospecha diagnóstica se realizarán las exploraciones complementarias pertinentes, y tras descartar otros procesos será la aparición posterior de la típica erupción lo que nos confirmará el diagnóstico.

1.2   *Herpes zóster típico*

Los pródromos suelen preceder a las lesiones cutáneas entre uno y tres días, si bien en ocasiones aparecen concomitantemente e incluso pueden aparecer las lesiones sin dolor. La erupción se dispone de forma lineal, siguiendo el dermatoma de un ganglio sensorial. De forma muy característica, es unilateral y no sobrepasa la línea media corporal. Esta distribución peculiar es el dato más relevante para el diagnóstico del proceso, sobre todo cuando la morfología de las lesiones no es la habitual.

Las lesiones cutáneas siguen varias fases evolutivas. Lo primero que se observa en la piel o en la mucosa de la metámera afectada son máculas y placas eritematosas (véase la figura 1). Sobre éstas, en pocas horas se desarrollan pápulas agrupadas en racimos, que se convierten en vesículas (véase la figura 2). Las vesículas pueden confluir formando ampollas (lesiones sobreelevadas de contenido líquido mayores de 5 mm de diámetro) (véase la figura 3), y su contenido claro puede hacerse serohemático (véase la figura 4) o purulento (véase la figura 5). No es infrecuente la presencia de adenopatías regionales.

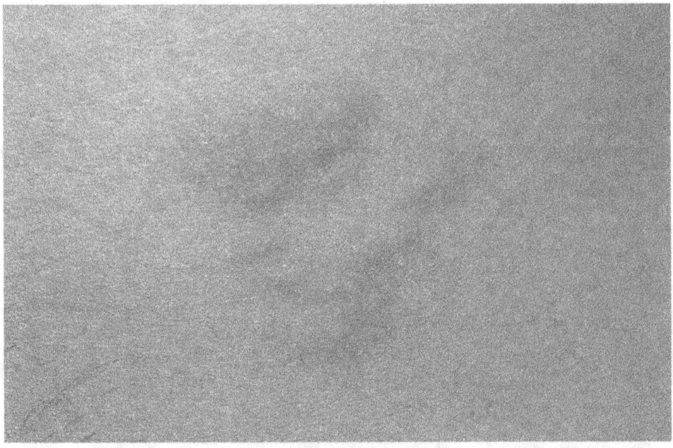

Figura 1.
Herpes zóster incipiente: pápulas eritematosas agrupadas, con intenso dolor acompañante que irradiaba siguiendo una metámera torácica.

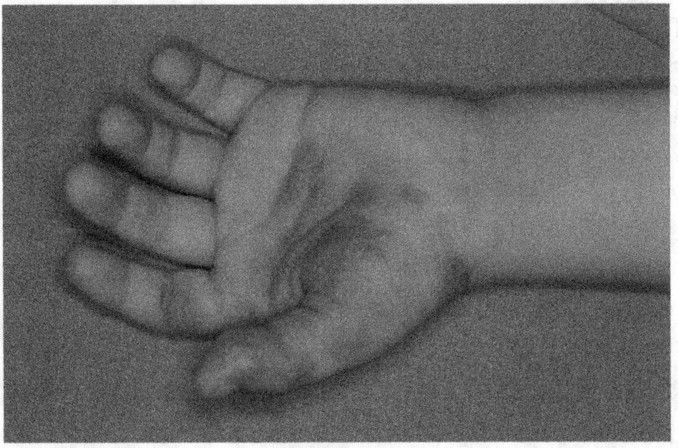

Figura 2.
Fase vesiculosa del herpes zóster en un niño, con escaso dolor.

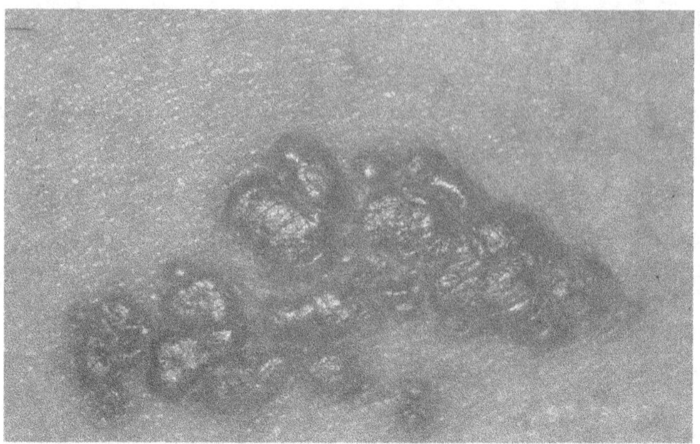

Figura 3.
Las vesículas pueden confluir y formar ampollas de contenido seroso.

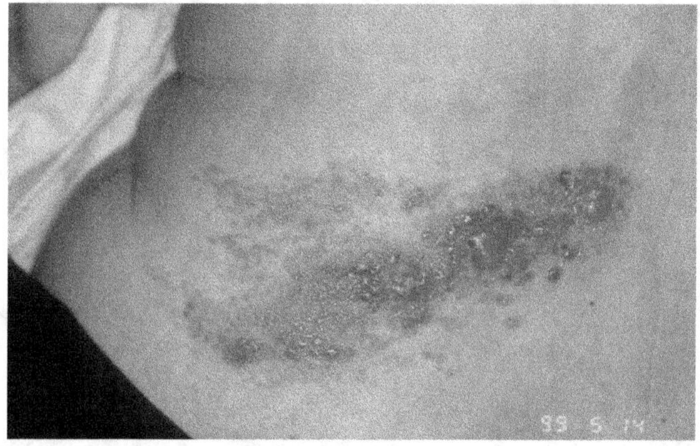

Figura 4.
Herpes zóster con vesículas y ampollas hemorrágicas. Es más frecuente en los pacientes
inmunodeprimidos, sobre todo sometidos a quimioterapia.

Cuando el contenido líquido de las lesiones se deseca, aparecen las costras (véase la figura 6). Es habitual que se produzcan brotes de lesiones durante cinco o siete días, con presencia de elementos en diferentes estadios evolutivos en la misma zona. Las costras caen en una o dos semanas, dejando un eritema postinflamatorio que se resuelve en uno o dos meses. A veces quedan máculas hipopigmentadas (véase la figura 7) o hiperpigmentadas persistentes. Las lesiones profundas, muy inflamatorias o que sufren una sobreinfección bacteriana (impetiginización, celulitis y fascitis necrotizante) se hacen hemorrágicas o necróticas y pueden dejar cicatrices atróficas.

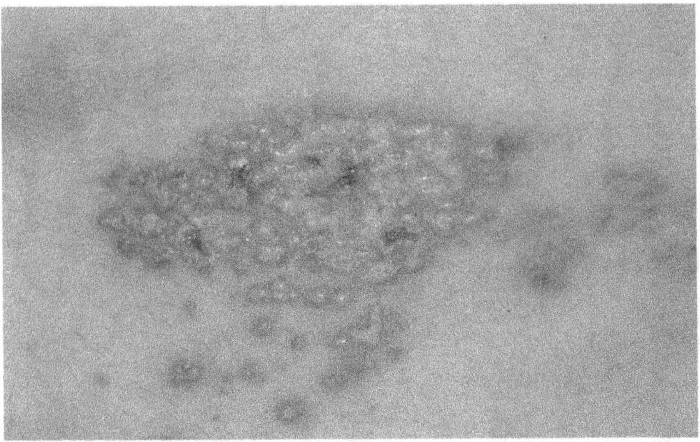

Figura 5.
Las vesículas se transforman en pústulas en pocos días.

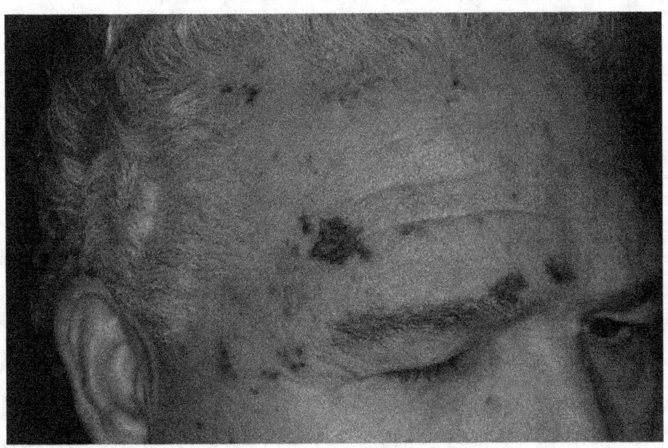

Figura 6.
Herpes zóster que afecta la primera rama del trigémino, en fase costrosa.

Tras el desarrollo de un zóster se han descrito también procesos dermatológicos reactivos, tales como el granuloma anular, la vasculitis leucocitoclástica y los granulomas posherpéticos. No se sabe por qué se afecta una u otra metámera en cada paciente, pero se cree que el dermatoma afectado corresponde a la zona donde las lesiones de la varicela, la primoinfección del virus causante, fueron más abundantes.[13] Lo habitual es que se afecte un único dermatoma, pero de forma muy infrecuente pueden ser dos o más, ya sea contiguos, distantes o incluso contralaterales. En algunos estudios se ha observado que hasta una tercera parte de los pacientes tienen escasas vesículas alejadas

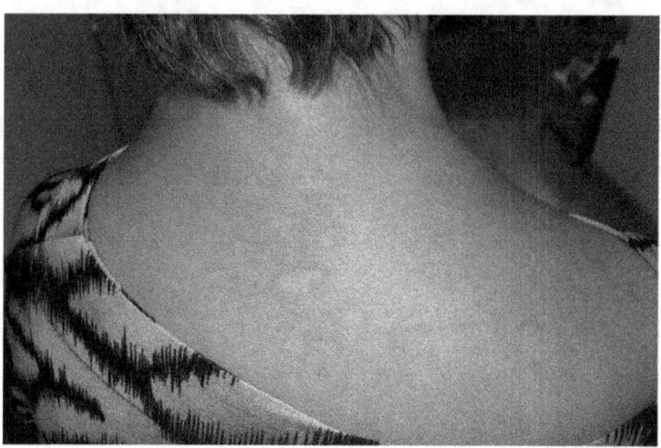

Figura 7.
Es frecuente que el herpes zóster cure dejando cicatrices hipopigmentadas; en los pacientes
de piel oscura suele dejar hiperpigmentación.

del dermatoma afectado; se acepta que es reflejo de la diseminación hematógena del virus y no supone un peor pronóstico ni la existencia de una inmunodeficiencia subyacente.

Estudios epidemiológicos en adultos señalan que los dermatomaas torácicos son los más afectados, seguidos de los craneales, los lumbares, los cervicales y los sacros. Por el contrario, en los niños predomina la afectación cervical, seguida de la lumbosacra y de los miembros. Cuando se afectan los nervios extraespinales, las lesiones aparecen en la cabeza; cuando se trate de las raíces nerviosas cervicales altas (C-1 a C-3) afectarán a la nuca, el cuero cabelludo y el pabellón auricular; de C-4 a C-7 corresponderán a la zona inferior del cuello (véase la figura 8), la zona alta de la espalda y los miembros superiores; la afectación de los nervios dorsales y lumbares se manifestará con lesiones en el tórax, el abdomen, las ingles y los genitales; y las raíces sacras se distribuirán por las nalgas (véase la figura 9), la región sacra y el periné. Las lesiones en los miembros inferiores son reflejo de la afectación de las últimas raíces nerviosas lumbares y de las primeras sacras.

Las manifestaciones cutáneas se acompañan de dolor metamérico de intensidad muy variable, que puede incluso estar ausente en los niños y adultos jóvenes y ser muy intenso en los ancianos. En ocasiones este dolor ya existe en el periodo prodrómico, si bien lo habitual es que acompañe a las lesiones cutáneas y se prolongue más allá de la curación de éstas, con carácter decreciente. Se ha propuesto diferenciar tres fases en el dolor asociado al herpes zóster: prodrómico, agudo y crónico.[14] El primero corresponde al que aparece entre uno y tres días antes del brote de las lesiones; el agudo se extiende hasta cuatro semanas más tarde; y el crónico es el que persiste más de treinta días después del

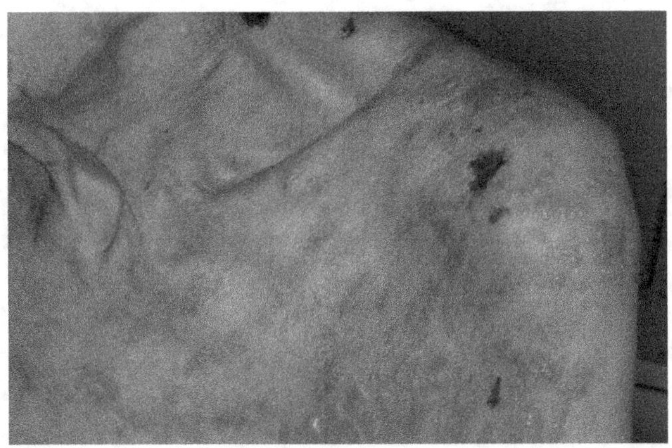

Figura 8.
Herpes zóster cervicodorsal izquierdo en fase vesiculoampollosa.

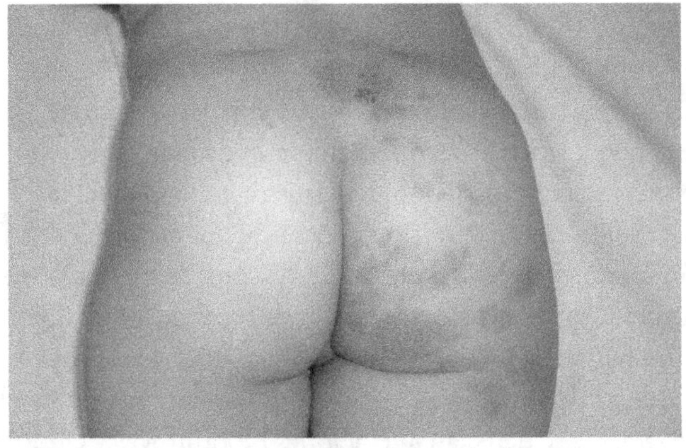

Figura 9.
Herpes zóster lumbosacro que afecta al glúteo y el miembro inferior derechos.

comienzo de la erupción, y puede durar meses o años. Este último es el que clásicamente se denomina «neuralgia posherpética», tratada en el capítulo 4.

La neuralgia posherpética se observa en un 8 % a 15 % de todos los pacientes con herpes zóster, pero su incidencia aumenta paralelamente a la edad. Más del 50 % de los pacientes mayores de 60 años padece neuralgia posherpética. Por lo tanto, la edad es el principal factor de riesgo para desarrollar este dolor crónico. La razón es la disminución del umbral doloroso relacionada con el envejecimiento del sistema nervioso central. Otros dos factores que predisponen a la neuralgia posherpética son la mayor intensidad del dolor prodrómico o agudo y la inmunosupresión. El dolor cede en los dos primeros meses en la mitad de los pacientes y antes del año en un 80 % de los casos, pero excepcionalmente puede persistir durante décadas.[15]

Lo habitual es padecer un solo episodio de herpes zóster a lo largo de la vida, pero algunos pacientes pueden tener dos brotes (1 % a 5 %) o más (menos del 1 %). En general, la recidiva afecta al mismo dermatoma.

1.3 *Formas clínicas peculiares por su morfología*

Hay pacientes que desarrollan lesiones de intensidad o extensión inusuales, que van desde la ausencia de manifestaciones cutáneas hasta las formas necróticas o diseminadas.

1.3.1 *Zóster sin herpes* (zoster sine herpete)

Es una forma clínica infrecuente, descrita en 1958 por Lewis. Se trata de pacientes que acuden a urgencias por intenso dolor metamérico y malestar general, con o sin adenopatías regionales, pero que no tienen lesiones cutáneas. Probablemente se debe a que el sistema inmunitario impide la propagación del virus más allá del nervio. El dolor ocasionado por la lesión neurológica puede acompañarse de alteración de los reflejos, disartria, paresias, etc., según las raíces nerviosas afectadas. Se trata de un diagnóstico por exclusión, difícil en la práctica clínica, tras descartar otras posibles causas de dolor regional. Se cree que algunos casos de neuralgia del trigémino y de parálisis de Bell aparentemente idiopáticos serían consecuencia de este proceso.[16] Los títulos de anticuerpos séricos frente al herpes zóster están elevados, y se detectan alteraciones bioquímicas y citológicas en el líquido cefalorraquídeo. También se puede detectar DNA del virus en los ganglios linfáticos.

1.3.2 *Zóster con lesiones mínimas*

A veces las lesiones cutáneas son tan limitadas que sugieren un herpes simple. Además, hay herpes simples con lesiones agrupadas en pequeños islotes que adoptan una cierta disposición zosteriforme (véase la figura 10).

Las recidivas de las vesículas en la misma localización y la sensación de picor, más que de dolor, apoyan el diagnóstico de herpes simple. La poca expresividad de algunas lesiones cutáneas de herpes zóster contrasta con los intensos síntomas prodrómicos,

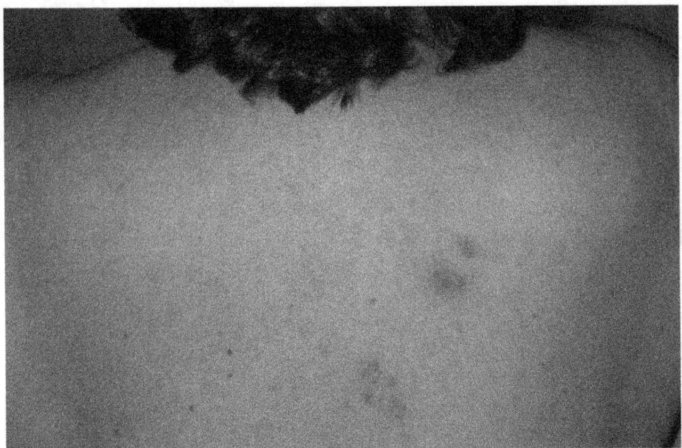

Figura 10.
Herpes zóster con lesiones cutáneas mínimas; puede haber un dolor acompañante
intensamente desproporcionado.

dolor agudo e incluso alteraciones neurológicas acompañantes. El cultivo virológico y las técnicas de biología molecular permiten diferenciar ambas infecciones herpéticas.

1.3.3   Zóster necrótico

Algunos cuadros de herpes zóster se manifiestan con erosiones que rápidamente dan lugar a escaras necróticas, de un llamativo color negruzco (véase la figura 11). Las costras caen y se observan úlceras de profundidad variable, que tardan mucho más que las lesiones convencionales en curar y dejan cicatrices y discromías residuales.

1.3.4   Herpes zóster diseminado

Se habla de herpes zóster diseminado si aparecen lesiones cutáneas a distancia de la metámera inicialmente afectada. Sin embargo, no hay consenso firme sobre cuál es el número de lesiones que definiría este cuadro. Hay que recordar que hasta en un tercio de los pacientes inmunocompetentes es habitual encontrar algunas vesículas alejadas del dermatoma afectado (véase la figura 12). Algunos autores consideran diseminación a partir de seis lesiones extrametaméricas, y otros consideran hasta cien; la mayoría define la diseminación por la presencia de más de veinte lesiones en otros territorios. Es consecuencia de la diseminación hematógena del virus, que infecta las células mono-

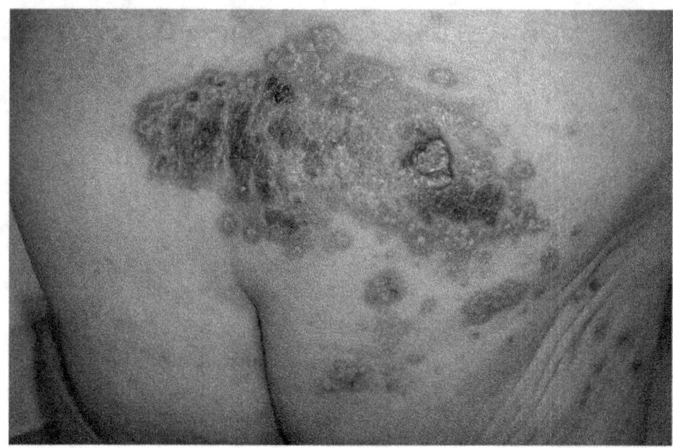

Figura 11.
Herpes zóster necrótico en un paciente oncológico que recibía quimioterapia.

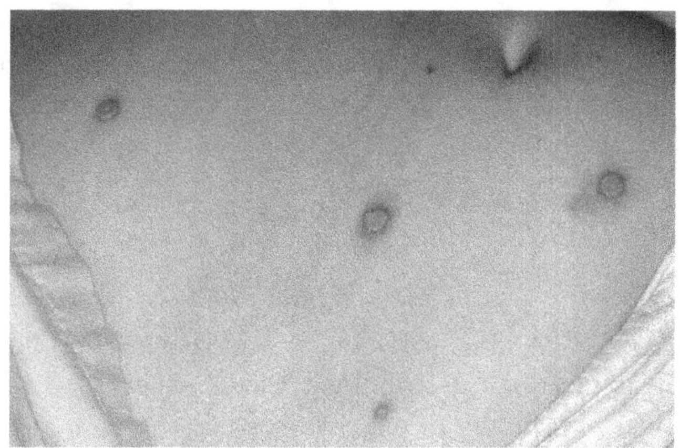

Figura 12.
Herpes zóster diseminado en un paciente inmunodeprimido. Presentaba más de veinte lesiones
vesiculoampollosas distantes del dermatoma inicialmente afectado.

nucleares circulantes en el ganglio linfático. La inmunosupresión, sobre todo celular, es el principal factor de riesgo; también es más frecuente en los pacientes con dermatosis previas extensas, como la dermatitis atópica.[17]

Se estima que un 2 % a 10 % de los pacientes con herpes zóster sufren una forma diseminada. Las lesiones a distancia aparecen todas a la vez, en un solo brote, durante la primera semana de evolución del proceso. Cuando la afectación metamérica inicial es poco evidente, como ocurre a menudo en los niños, se plantea el diagnóstico diferencial con la varicela (muchas veces un zóster es erróneamente diagnosticado como un segundo episodio de varicela) y el herpes simple diseminado. La evolución del cuadro se alarga y puede haber afectación visceral.

1.4 Formas clínicas peculiares por su distribución

La afectación de determinados territorios anatómicos puede llevar consigo complicaciones potencialmente graves y suponer una mayor dificultad diagnóstica.

1.4.1 Herpes zóster oftálmico

La rama oftálmica del nervio trigémino es la que se afecta con más frecuencia, en un 7 % a 15 % de todos los casos de herpes zóster.[18] El dolor intenso es el primer síntoma, acompañado de lagrimeo, fotofobia y conjuntivitis. La erupción cutánea va desde la zona ocular hasta el vértex del cuero cabelludo, sin sobrepasar la línea media. Aparece una placa eritematosa que inicialmente puede simular una celulitis. El edema acompañante se extiende hacia los párpados y dificulta su apertura; si es muy intenso puede extenderse al ojo contralateral, sin que ello signifique una diseminación de la infección. Si las pápulas, las vesículas y las costras son evidentes, el diagnóstico es más claro. Un dato clínico muy relevante es el signo de Hutchinson, que consiste en la presencia de pápulas, vesículas o costras en la punta de la nariz. Es un marcador de alto riesgo de afectación ocular (queratitis, escleritis, iridociclitis, parálisis de los músculos extraoculares, etc.) por afectación de la rama nasociliar, que ocurre en un 30 % a 40 % de los casos de zóster oftálmico. Ante el diagnóstico clínico de herpes zóster oftálmico es mandatorio realizar inmediatamente una exploración oftalmológica para descartar alteraciones intraoculares, e iniciar un tratamiento temprano que evite secuelas irreversibles, como las opacidades corneales.

1.4.2 Síndrome de Ramsay-Hunt

Cuando la reactivación del virus latente acontece en el ganglio geniculado se afectan los nervios facial y auditivo (véase la figura 13). La clave diagnóstica es la presencia de lesiones herpéticas en el pabellón auricular (conducto auditivo externo y membrana timpánica, en especial) y en los dos tercios anteriores de la lengua.[19] Junto a la erupción cutánea puede aparecer parálisis facial ipsilateral, ageusia o disgeusia, y signos de afectación del nervio vestibulococlear, tales como otalgia, vértigo, hipoacusia y tinnitus.

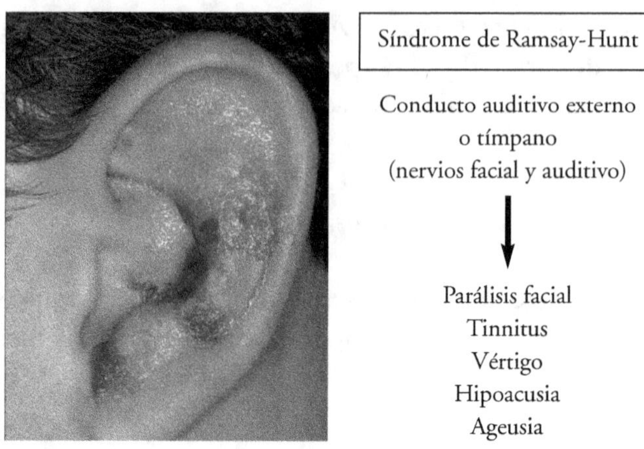

Figura 13.
Las lesiones en el pabellón auricular pueden acompañarse de parálisis facial
y síntomas otovestibulares.

La parálisis motora también puede observarse en el herpes zóster de otros territorios, en un 1 % a 5 % de los casos. Lo habitual es que aparezca a las dos semanas del inicio de la erupción, afectando a los grupos musculares inervados por la raíz nerviosa inflamada. En la mayoría de los casos, la recuperación funcional es total y de forma espontánea.

1.4.3   Herpes zóster glosofaríngeo

El herpes zóster del noveno par craneal (nervio glosofaríngeo) se manifiesta con otalgia, dolor faríngeo y lesiones en el paladar blando (véase la figura 14) y el pabellón auricular. Conviene recordar que las lesiones vesiculoampollosas son poco aparentes en las mucosas, debido a que se rompen con gran facilidad y dejan erosiones y úlceras que pueden confundirse con aftas. Su carácter arracimado y la disposición unilateral facilitan el diagnóstico.

1.4.4   Herpes zóster del nervio vago

El herpes zóster del nervio vago (X par craneal) es muy infrecuente. Ocasiona disfagia, náuseas, vómitos, dolor precordial y epigastralgia. Las lesiones vesiculosas, generalmen-

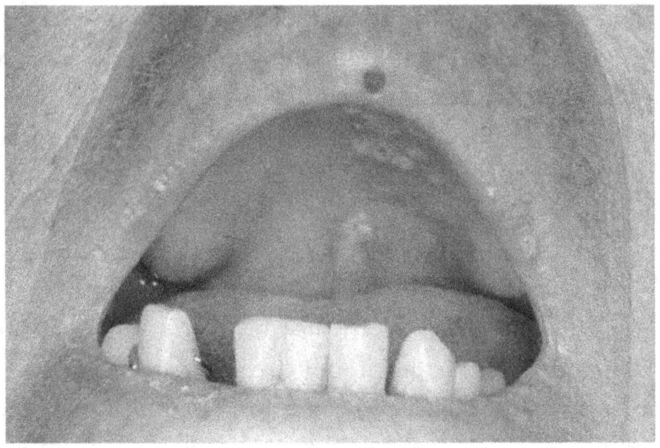

Figura 14.
Herpes zóster glosofaríngeo, con vesículas y pústulas en el hemipaladar izquierdo.

te sutiles, se localizan de forma unilateral en la lengua, la epiglotis y el cartílago aritenoides.

1.4.5 Herpes zóster de las raíces sacras

Las erupción afecta a la nalga, la región sacra y el periné. Es común que coexistan signos y síntomas de rectitis, vulvitis y disuria. Las principales complicaciones son la retención urinaria, la cistitis (a veces hemorrágica), la vejiga neurógena flácida y la disfunción anal. Muchos pacientes acuden a urgencias por el intenso dolor unilateral, y antes de que aparezcan las lesiones cutáneas suelen ser diagnosticados erróneamente de cólico nefrítico. Las lesiones en los genitales internos son reflejo de la afectación del nervio pudendo, y deben diferenciarse de una infección por el virus herpes simple. La extensión de las lesiones y los antecedentes de episodios previos ayudan a establecer el diagnóstico correcto.

1.5 Herpes zóster en inmunodeprimidos

El herpes zóster en los pacientes inmunodeprimidos se trata específicamente en el capítulo 3. Es mucho más frecuente, intenso, extenso y duradero que en los pacientes inmunocompetentes, con mayor riesgo de complicaciones y menor respuesta a los tratamientos. Predomina en caso de inmunosupresión celular, y se estima que afecta al 25 % de los enfermos con linfoma de Hodgkin, al 8,7 % de los que padecen otros linfomas y al 1,2 % de aquellos con leucemias agudas o tumores sólidos, en su mayoría tratados con quimioterapia o radioterapia. También es especialmente frecuente en los pacientes con sida y en los receptores de trasplantes (hematológico o sólido). El zóster en la infancia no precede al diagnóstico de una inmunodeficiencia, una neoplasia o la infección por el virus de la inmunodeficiencia humana (VIH), salvo en caso de la infección endémica africana por dicho virus. En los pacientes oncohematológicos en aparente remisión de su enfermedad, el desarrollo de un zóster pueder ser el primer signo de alerta de una recaída de la enfermedad de base. El zóster tiende a afectar territorios próximos a la neoplasia originaria; así, en el adulto, el zóster lumbosacro se ha relacionado con tumores ginecológicos, y el torácico con cáncer de pulmón y mama. Como en el resto de los casos de herpes zóster, se debe a una reactivación del virus latente, pero en los pacientes con sida también se ha demostrado que puede deberse a la adquisición de nuevas cepas exógenas.

Las peculiaridades clínicas del herpes zóster en los pacientes inmunodeprimidos consisten en la afectación de más de una metámera (incluso a distancia), el intenso dolor que acompaña a las lesiones, su carácter ampollar necrótico (simulando un pioderma gangrenoso) (véase la figura 15) y hemorrágico, el mayor riesgo de diseminación y el curso más prolongado de la enfermedad, que a menudo supera las dos o tres semanas.

El carácter atípico de las lesiones puede verse favorecido por la selección de cepas del virus resistentes a los antivirales, a menudo usados como profilaxis en dosis bajas durante mucho tiempo en estos pacientes. Son más frecuentes las sobreinfecciones bacterianas, que retrasan aún más la curación y dejan cicatrices. También se producen más diseminaciones, e incluso las lesiones pueden ser persistentes o recurrentes en la misma zona, adquiriendo una morfología completamente atípica (úlceras, nódulos, pápulas y placas verrugosas que simulan verrugas, etc.).[20] En los niños infectados por el VIH, la recurrencia puede presentarse como una erupción variceliforme o como un herpes zóster metamérico, que puede generalizarse o diseminarse. Por último, no debemos olvidar las complicaciones viscerales del herpes zóster, sobre todo en los inmunodeprimidos; entre ellas destacan la neumonía, la hepatitis, la meningoencefalitis, la ataxia cerebelosa y la coagulación intravascular diseminada.

1.6 Herpes zóster en embarazadas

El zóster en la embarazada no comporta ningún riesgo de transmisión transplacentaria del virus, no aumenta la morbilidad fetal ni ocasiona varicela intraútero. Sin em-

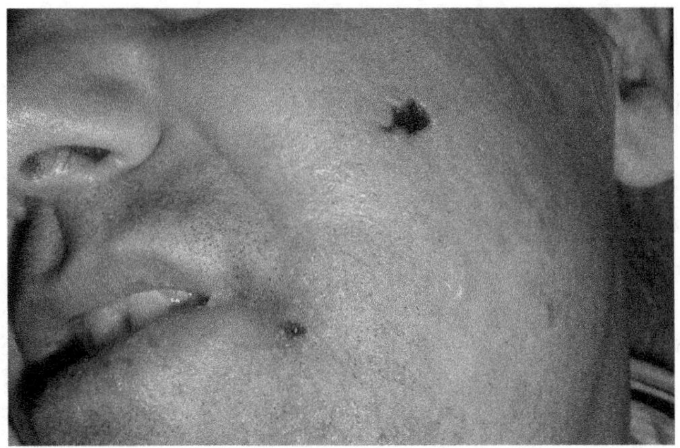

Figura 15.
Herpes zóster atípico en un paciente con sida. Placa de aspecto celulítico mal delimitada,
con una escara necrótica e intenso dolor asociado.

bargo, el desarrollo de un zóster en el periodo puerperal sí puede ocasionar una varicela en el neonato, pues a pesar del paso transplacentario de la inmunidad humoral materna específica no está plenamente desarrollado el componente celular del niño.

2 Diagnóstico

La clínica del herpes zóster es tan característica que en la mayoría de las ocasiones basta con el diagnóstico clínico. La morfología de las lesiones elementales (vesículas), su distribución (metamérica unilateral) y el dolor acompañante permiten un acierto casi seguro. Sin embargo, en casos con mínima expresividad cutánea o con lesiones clínicamente atípicas, y en pacientes en quienes suponga un riesgo considerable iniciar un tratamiento antiviral empíricamente, hay que recurrir a exploraciones complementarias para confirmar el diagnóstico.

2.1 Citodiagnóstico de Tzanck

La técnica más rápida y económica es el citodiagnóstico de Tzanck, que consiste en el examen microscópico directo del raspado de la base de las vesículas con un bisturí. Mediante tinción de Giemsa podemos observar los cambios citopáticos característicos (células gigantes multinucleadas, amoldamiento nuclear, núcleos en vidrio esmerilado con cuerpos de inclusión). Cabe tener presente que estas alteraciones son comunes al virus herpes simple de los tipos 1 y 2 y al VVZ, y que por tanto es imprescindible correlacionarlas con la clínica o recurrir a otras técnicas microbiológicas para diferenciarlos.[21]

2.2 Biopsia cutánea

Es un método poco utilizado y más lento. Se utiliza básicamente para excluir otras enfermedades vesiculoampollosas no herpéticas, ya que, al igual que ocurre con el citodiagnóstico, las tinciones convencionales de hematoxilina-eosina no permiten diferenciar entre el virus herpes simple y el VVZ. Es especialmente útil para el diagnóstico de las formas crónicas, con clínica atípica, propias de los pacientes inmunodeprimidos. Se observan vesículas intraepidérmicas con degeneración balonizante de los queratinocitos, células gigantes multinucleadas e inclusiones intranucleares (véase la figura 16). En muestras de tejido es posible diferenciar los diversos tipos de herpes mediante técnicas inmunohistoquímicas, de inmunofluorescencia directa (IFD) o de hibridación *in situ* (HIS).

2.3 Cultivo del virus

El aislamiento del virus, tomando el líquido de las vesículas e inoculándolo en monocapas celulares adecuadas, bien en cultivos celulares, en membrana corioalantoidea de

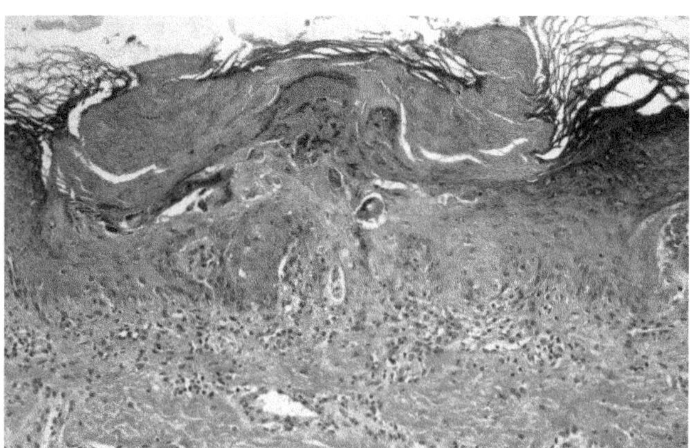

Figura 16.
La histología es imprescindible para diagnosticar las lesiones clínicamente atípicas.
Pápula hiperqueratósica con cambios citopáticos epidérmicos indicativos de infección herpética.

embrión de pollo o en algunos animales vivos sensibles, es un método lento, aunque muy específico.

Los cultivos virológicos en medios celulares requieren que la muestra sea adecuada, raspando la base de las vesículas para recoger células infectadas, y que se transporte de forma inmediata al laboratorio para su procesamiento. Sus principales inconvenientes son la alta tasa de falsos negativos si no se realiza correctamente, su elevado coste y la tardanza de los resultados (es necesario esperar hasta una semana para considerar el cultivo definitivamente negativo). Como ventaja, al igual que la IFD, la HIS y las técnicas de biología molecular, permite distinguir los diferentes tipos de virus herpes.

2.4   Reacción en cadena de la polimerasa

Las técnicas de biología molecular ya son estándar en muchos centros y permiten un diagnóstico rápido, sensible y muy específico de las infecciones herpéticas a partir de muestras tomadas mediante frotis o biopsias cutáneas. La detección de DNA del virus por HIS o reacción en cadena de la polimerasa es especialmente útil en las formas de *zoster sine herpete.*

2.5   Serología

Los estudios serológicos no tienen utilidad, salvo para diferenciar una varicela (anticuerpos anti-VVZ IgG negativos inicialmente) de un zóster diseminado (anticuerpos IgG positivos en fase temprana).

3   Tratamiento

Los cuatro objetivos básicos del tratamiento del herpes zóster son: *1)* minimizar la extensión y la intensidad de las lesiones cutáneas, acelerando la curación; *2)* minimizar la intensidad y la duración del dolor agudo; *3)* prevenir o reducir la frecuencia, la intensidad y la duración de la neuralgia posherpética; y *4)* evitar las complicaciones agudas o crónicas que pueden desarrollarse en el curso de la infección, en especial el riesgo de diseminación en los pacientes inmunodeprimidos. Los medicamentos antivirales acortan el tiempo de replicación del virus, e influyen teóricamente sobre todas estas variables. Los objetivos terapéuticos deben adaptarse a la situación clínica de cada paciente, pues la edad, el estado inmunitario y las enfermedades concomitantes condicionan una actuación médica diferente.[22-26]

3.1 Tratamiento local

La aplicación de antivirales tópicos (aciclovir, idoxuridina) en las lesiones no es eficaz, ya que no impiden la replicación del virus ni disminuyen el riesgo de diseminación. Como tratamiento complementario a los medicamentos sistémicos se pueden utilizar medidas locales, con la finalidad de acelerar la curación de las lesiones. En la fase aguda son útiles las compresas frías y las lociones de calamina que alivian el dolor. Como astringente y antiséptico es muy utilizada la solución acuosa de permanganato potásico a una concentración de 1/10.000 o 1/12.000. Hay que evitar las curas oclusivas y la aplicación de corticosteroides tópicos. Tras la fase aguda, el empleo de vaselina o aceite de oliva ayuda a eliminar las costras. La sobreinfección bacteriana de las lesiones con celulitis secundaria es una complicación infrecuente, por lo que no está justificado el uso sistemático de antibióticos tópicos.

3.2 Tratamiento sistémico antiviral

En varios estudios se ha demostrado que los antivirales sistémicos reducen la inflamación, aceleran el proceso de curación y reducen las posibles complicaciones, sobre todo la neuralgia posherpética.

En las personas inmunocompetentes menores de 50 años, el herpes zóster suele tener un curso favorable sin tratamiento, por lo que algunos autores consideran que en estos casos los antivirales sistémicos son una indicación relativa. La inflamación y el riesgo de neuralgia posherpética aumentan paralelamente a la edad del paciente. La aparición del dolor antes de que se desarrollen las lesiones cutáneas predispone a un dolor neural persistente al cabo de seis meses hasta en un 50 % a 75 % de los casos. Hay acuerdo sobre la necesidad de tratar el herpes zóster en los pacientes mayores de 50 años, inmunodeprimidos y en caso de afectación oftálmica (véase la figura 17). Igualmente está aceptado el empleo de antivirales cuando la infección afecta algún otro nervio craneal, y en aquellos pacientes con dermatosis extensas, tales como la dermatitis atópica.

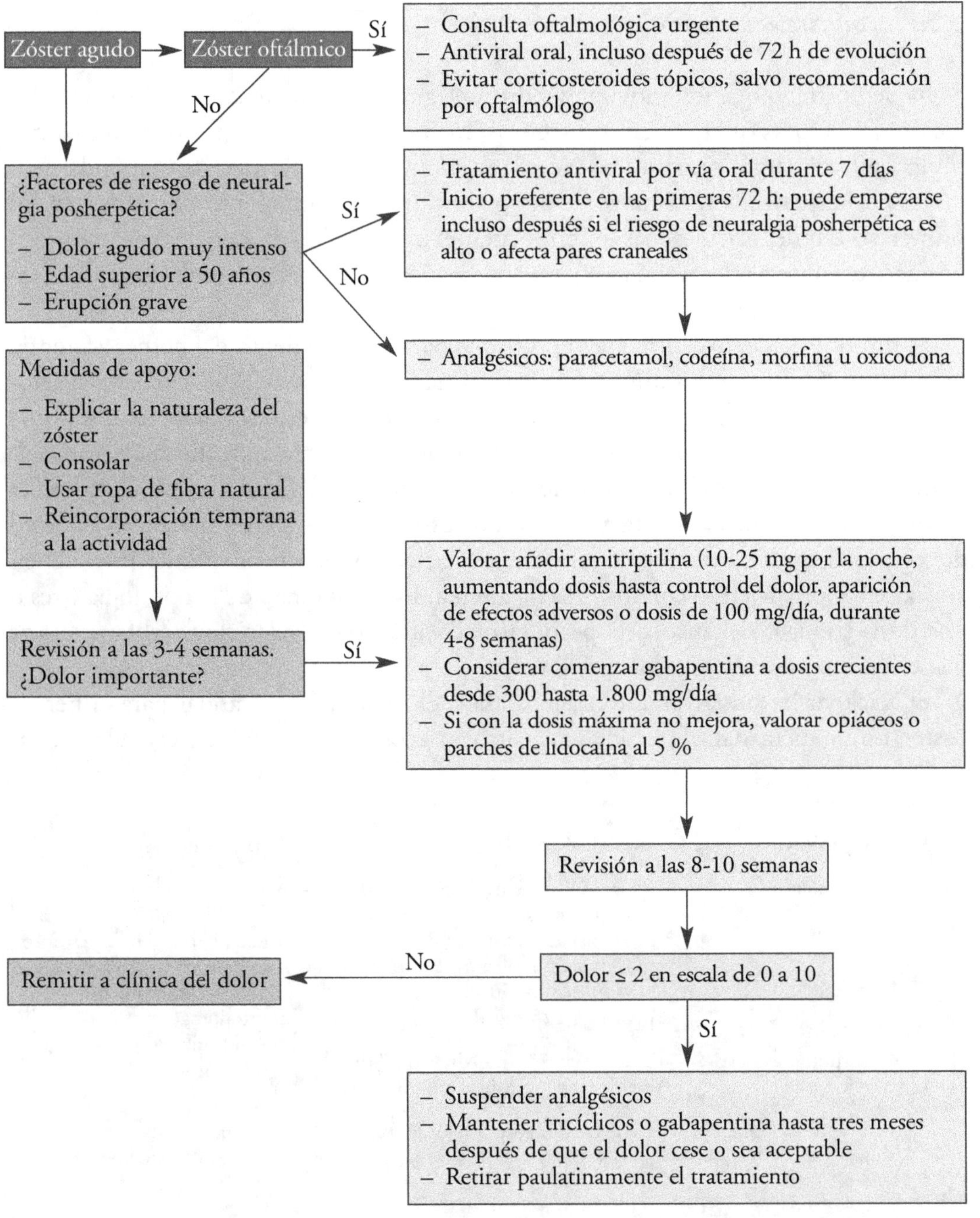

Figura 17.
Algoritmo terapéutico del herpes zóster en los pacientes inmunocompetentes
(modificado de España y Redondo[25]).

3.2.1   Antivirales sistémicos

Se ha demostrado que los antivirales reducen significativamente la intensidad y la duración del herpes zóster, y que son seguros, bien tolerados y con efectos adversos mínimos. Sin embargo, ninguno previene por completo el desarrollo de la temida neuralgia posherpética. En la mayoría de los estudios el tratamiento comienza en las primeras 72 h del inicio de las lesiones cutáneas. No hay datos concluyentes sobre la utilidad de empezar el tratamiento pasadas estas 72 h, si bien algunas observaciones sugieren que también es beneficioso.[27]

Se dispone de cuatro antivirales aprobados para el tratamiento del herpes zóster en los adultos, pero no en los niños ni las embarazadas (categoría C): aciclovir, valaciclovir, famciclovir y brivudina (véase la tabla 1). Los tres primeros son fosforilados por la timidina cinasa viral y, posteriormente, por otras cinasas celulares. El producto resultante, el aciclovir/penciclovir trifosfato, inhibe la síntesis de DNA compitiendo con la desoxiguanidina trifosfato para actuar como sustrato de la DNA polimerasa. El perfil de seguridad es excelente, si bien las dosis de aciclovir, valaciclovir y famciclovir deben ajustarse en los pacientes con insuficiencia renal. La comodidad de la posología (tres o una dosis en lugar de cinco) y el perfil farmacocinético del valaciclovir, el famciclovir y la brivudina superan a los del aciclovir.

El aciclovir ha sido, durante muchos años, el tratamiento estándar para el herpes zóster. En un metaanálisis que incluía cuatro ensayos clínicos a doble ciego, aleatoriza-

Estado inmunitario		Primera elección	Alternativa

Inmunocompetente		– Famciclovir 750 mg/día v.o., 7 días
		– Valaciclovir 1 g/8 h v.o., 7 días
		  Ajustar: si aclaramiento de
		  creatinina < 50 ml/min, 1 g/12 h;
		  si < 15 ml/min, 500 mg/día
		– Brivudina 125 mg/día v.o., 7 días
			– Aciclovir 500 mg,
			5 veces/día v.o.
			(cada 4 h, con 8 h de descanso
			nocturno), 7-10 días
			Ajustar: si aclaramiento
			de creatinina
			< 50 ml/min, 800 mg/12 h;
			si < 15 ml/min, 800 mg/día

Inmunodeprimido	Leve	– Famciclovir 750 mg/día v.o., 7 días – Valaciclovir 1 g/8 h v.o., 7 días	
	Grave	– Aciclovir 10 mg/kg/8 h i.v., 7-10 días	– Foscarnet (virus resistentes al aciclovir) 60 mg/kg/8-12 h i.v., 7-14 días

Tabla 1.
Tratamiento antiviral del herpes zóster.

dos y controlados con placebo en 691 pacientes, se concluyó que el aciclovir acorta la duración de las lesiones y reduce a la mitad el tiempo y la prevalencia del dolor relacionado con el herpes zóster, sobre todo agudo.[28]

El valaciclovir, profármaco del aciclovir, parece tan efectivo como éste en la evolución de las lesiones cutáneas, pero reduce significativamente la duración del dolor agudo y la frecuencia y la duración del dolor crónico. Se han descrito casos de púrpura trombótica trombocitopénica en pacientes infectados por el VIH, por lo que se desaconseja su uso en este colectivo.

El famciclovir es el que tiene mayor biodisponibilidad, y su metabolito activo (penciclovir) tiene una vida media intracelular muy superior a la del aciclovir (9,1 h frente a 0,8 h), alcanzando concentraciones hasta cien veces mayores. Se han ensayado diferentes posologías, incluyendo 250 mg/8 h (Europa) y 500 mg/8 h (Estados Unidos), pero la dosis única de 750 mg/día es sin duda la más cómoda y aceptada. Los resultados no son significativamente mejores con tratamientos de catorce días en comparación con siete días. Como efectos adversos leves e infrecuentes se han descrito náuseas, cefalea y dolor abdominal inespecífico.

El famciclovir y el valaciclovir son iguales o superiores al aciclovir en cuanto a eficacia, seguridad y tolerabilidad para el tratamiento del herpes zóster. En un ensayo clínico multicéntrico, a doble ciego, aleatorizado, que incluyó 1.141 pacientes, se demostró que el valaciclovir fue más eficaz que el aciclovir, manteniendo el mismo perfil de seguridad y tolerabilidad. Administrado en las primeras 72 h tras el inicio de las lesiones cutáneas, el valaciclovir a dosis de 1.000 mg/8 h durante siete días acortó la duración del dolor un 34 % respecto al aciclovir a dosis estándar (35 y 39 días, respectivamente). Sin embargo, no se encontraron diferencias significativas respecto a la intensidad del dolor, la duración de las lesiones cutáneas ni los efectos adversos, en su mayoría leves (sólo cefalea y náuseas fueron referidas por más del 10 % de los pacientes de cada grupo).[29]

Otro estudio doble ciego, aleatorizado y en paralelo con 55 adultos inmunocompetentes afectos de herpes zóster agudo no complicado demostró que el famciclovir tiene una eficacia similar al aciclovir, con un perfil de seguridad significativamente mejor (efectos adversos en un 25 % de los pacientes tratados con aciclovir frente a un 3,7 % de los que recibieron famciclovir).[30] Cuando se administran en las primeras 72 h tras el inicio de la erupción, la resolución de las lesiones y del dolor agudo son equiparables con famciclovir (250 mg/8 h durante siete días) y con aciclovir (cinco dosis al día, de 800 mg, durante siete días). Los resultados fueron similares en otro estudio con 559 adultos inmunocompetentes tratados con famciclovir a diferentes dosis (750 mg/día en monodosis, 500 mg/12 h y 250 mg/8 h durante siete días) frente a dosis estándar de aciclovir.[31] Se ha demostrado que el famciclovir, al igual que el aciclovir, reduce la duración media de la neuralgia posherpética en unos dos meses. En términos de eficacia, los estudios comparativos de famciclovir con valaciclovir no han demostrado diferencias relevantes.

La brivudina es un análogo de la timidina que se incorpora al DNA viral, bloquea la acción de la DNA polimerasa e inhibe la replicación con una eficacia equivalente a la del famciclovir. Está contraindicada en los pacientes que reciben fluoropirimidinas, tales como 5-fluorouracilo, floxuridina y tegafur, y no está aprobada en inmunodeprimidos. Es superior al aciclovir en el control de las lesiones agudas de herpes zóster y para reducir la frecuencia y la intensidad de la neuralgia posherpética.

El foscarnet es un análogo del pirofosfato inorgánico del ácido fosfonacético que inhibe la DNA polimerasa viral. A diferencia de los análogos de los nucleósidos, no requiere su fosforilación a una forma activa. Está indicado en especial para los casos resistentes al aciclovir. Se elimina mayoritariamente por el riñón, por lo que su dosis debe ajustarse en caso de insuficiencia renal. En herpes resistentes al foscarnet, por mutaciones en el gen de la DNA polimerasa, la alternativa disponible es el cidofovir.

3.2.2 *Antivirales para el tratamiento del herpes zóster oftálmico*

El herpes zóster oftálmico no tratado ocasiona complicaciones oculares en un 50 % de los casos, algunas de las cuales pueden dejar secuelas permanentes. Por tanto, se acepta unánimemente que el tratamiento antiviral es fundamental, pues reduce la tasa de complicaciones oculares tardías a un 20 % a 30 %. Es obligado realizar una evaluación oftalmológica urgente ante un herpes zóster que afecte el territorio inervado por la primera rama del trigémino (frente, zona periocular y área nasal).

En un estudio doble ciego, aleatorizado y controlado con placebo que incluyó 71 pacientes inmunocompetentes con herpes zóster oftálmico, el tratamiento con aciclovir oral (cinco dosis al día, de 600 mg, durante 10 días) iniciado en los primeros siete días tras el inicio de la erupción, redujo significativamente la incidencia y la gravedad de las complicaciones oculares más frecuentes, tales como la queratopatía dendritiforme, la queratitis estromal y la uveítis. En el grupo de placebo tres pacientes perdieron visión, frente a sólo uno del grupo con tratamiento.[32]

El famciclovir y el valaciclovir tienen una eficacia similar para el tratamiento del herpes zóster oftálmico. En un ensayo bien diseñado con 454 casos de herpes zóster oftálmico, la tasa de manifestaciones oculares fue similar (58 % frente a 58,2 %) en los pacientes tratados durante siete días con famciclovir (500 mg/8 h) que en los que recibieron aciclovir (cinco dosis al día de 800 mg). A los seis meses, las tasas de complicaciones oculares graves y no graves continuaron siendo similares.[33] La prevalencia de diversas alteraciones oculares (uveítis anterior, opacidades corneales, iridociclitis, queratitis, ptosis y glaucoma) fue comparable en ambos grupos.

La comparación de valaciclovir (1.000 mg/8 h) y aciclovir (cinco dosis de 800 mg) para el tratamiento del herpes zóster oftálmico también ha puesto de manifiesto resultados similares a corto y largo plazo.

3.2.3 Antivirales en el tratamiento del herpes zóster en pacientes inmunodeprimidos

Los antivirales también reducen la duración y el riesgo de complicaciones del herpes zóster en los pacientes inmunodeprimidos. En la mayoría de los casos se utiliza aciclovir intravenoso, que reduce la tasa de complicaciones y acelera la desaparición del virus de las vesículas. El aciclovir oral también es apropiado en algunos pacientes inmunodeprimidos, sobre todo en casos de herpes localizado, a pesar de las dificultades para cumplir su posología. El famciclovir y el valaciclovir (1-2 g/8 h) parecen ser bien tolerados en estos pacientes y ofrecen resultados similares al aciclovir en cuanto a curación de las lesiones y control del dolor de la fase aguda.

Los pacientes infectados por el VIH pueden tener herpes zóster recurrentes y clínicamente atípicos. Al ajustar por la edad, se observa que los pacientes seropositivos no tienen una mayor incidencia de herpes zóster que los inmunocompetentes. El aciclovir oral es eficaz en estos casos. En algunas observaciones, el famciclovir y el valaciclovir también parecen beneficiosos, pero no hay ensayos clínicos concluyentes. Ante el riesgo de reactivación de la infección se recomienda mantener el tratamiento antiviral hasta que las lesiones hayan curado completamente. En los pacientes con sida avanzado se han detectado cepas resistentes del VVZ que requieren tratamientos alternativos, como el foscarnet.

3.2.4 Corticosteroides

Su empleo se basa en la reducción del daño neuronal por su efecto antiinflamatorio. Sin embargo, nunca deben usarse como tratamiento único en los pacientes con herpes zóster. Hay dos ensayos clínicos controlados, con un gran número de pacientes, que evalúan el papel de la asociación de corticosteroides y aciclovir.[34,35] En ambos, los pacientes que recibieron corticosteroides tuvieron una curación de las lesiones y una mejoría del dolor agudo significativamente más rápidas. El tratamiento combinado mejoró la calidad de vida, con reducción del consumo de analgésicos, mejora del sueño y una reincorporación más rápida a la actividad habitual. Sin embargo, no modificó la incidencia ni la duración de la neuralgia posherpética. Los corticosteroides no deben usarse en pacientes con alto riesgo de iatrogenia, por ejemplo diabéticos o afectos de gastritis. Se asume que la asociación de otros antivirales con corticosteroides es igualmente eficaz, pero no se dispone de ensayos clínicos.

3.2.5 *Tratamiento del dolor*

Cuando el dolor agudo es muy intenso son necesarios opiáceos e incluso un bloqueo del sistema simpático. Hay autores que sostienen que el buen control del dolor de la fase aguda puede prevenir la neuralgia posherpética.

Aunque el tratamiento de la neuralgia posherpética se aborda en el capítulo 4, haremos aquí unas breves consideraciones. El tratamiento antiviral precoz con antivirales, sobre todo famciclovir, valaciclovir y brivudina, reduce su frecuencia y duración. El empleo de dosis bajas de antidepresivos, como la amitriptilina y la nortriptilina, así como de anticomiciales, no es eficaz o conlleva efectos secundarios importantes en la mitad de los pacientes. Algunos ensayos clínicos controlados recientes apoyan el uso de gabapentina, oxicodona, parches de lidocaína o fentanilo, o cremas de capsaicina o EMLA *(eutectic mixture of local anesthetics,* con lidocaína más pilocarpina).[23-25] En casos de dolor recalcitrante puede estar indicado el bloqueo nervioso e incluso la inyección intratecal de metilprednisolona y lidocaína.

3.3 *Controversias sobre el tratamiento del herpes zóster*

3.3.1 *¿Qué herpes zóster debe tratarse con antivirales?*

Los pacientes con alto riesgo de complicaciones son los ancianos, los afectos de herpes zóster oftálmico y los inmunodeprimidos. Los factores que predicen la persistencia del dolor son la edad avanzada, una gran superficie cutánea afectada y el dolor muy intenso en las fases iniciales. En todos estos pacientes debería considerarse la administración de antivirales. Todos los casos de herpes zóster oftálmico agudo deberían recibir antivirales para prevenir las complicaciones oculares. Algunos médicos consideran que también los jóvenes con herpes zóster no complicado deberían recibir tratamiento específico, por sus mínimos riesgos y sus posibles beneficios.

3.3.3 *¿Son útiles los antivirales en los pacientes con herpes zóster de más de 72 h de evolución?*

En la mayoría de los ensayos clínicos realizados se han incluido pacientes con lesiones cutáneas de menos de 72 h de evolución. En la práctica, los pacientes consultan al cabo de más de tres días del inicio de la erupción, pero no hay guías sobre el uso de antivirales en esta situación. Parece que cuanto más temprano se inicie el tratamiento, mayores son sus beneficios. No obstante, algunos pacientes se pueden beneficiar del tratamiento iniciado más tarde. La aparición de nuevas vesículas se correlaciona con la replicación viral y puede ser una clave para seleccionar aquellos pacientes en quienes todavía puede ser útil el tratamiento antiviral. Hay algunas situaciones en que puede ser aconsejable administrar el tratamiento incluso más allá de las 72 h de evolución, como son los pacientes con herpes zóster diseminado, con afectación de órganos internos o de los nervios trigémino u ótico.

3.3.4 *¿Puede prevenirse la neuralgia posherpética?*

Los antivirales reducen la duración del dolor, pero no previenen completamente la neuralgia posherpética. Algunos pacientes desarrollan un dolor neuropático crónico a pesar de haber recibido un tratamiento antiviral apropiado. Hipotéticamente, la administración de antivirales con analgésicos, antidepresivos tricíclicos o anticomiciales al inicio del proceso reduciría el riesgo de neuralgia posherpética, pero ninguna de estas pautas ha demostrado definitivamente su eficacia.

3.3.5 *¿Cómo debe tratarse el herpes zóster en la infancia?*

En la mayoría de los casos el herpes zóster infantil no supone ningún riesgo y tan sólo es necesario aliviar los síntomas y prevenir las complicaciones locales. Para secar las lesiones exudativas se dispone de soluciones astringentes, tales como la solución acuosa de permanganato potásico a una concentración de 1/10.000 o el agua de Burow aplicados en forma de fomentos, el talco líquido o la loción de calamina, y el óxido de zinc al 10 % en linimento oleocalcáreo aplicado una o dos veces al día, teniendo en cuenta que para retirarlo puede ser necesario utilizar una gasa impregnada en aceite de oliva. Las sobreinfecciones se previenen con clorhexidina tópica. En caso de prurito intenso es imprescindible cortar las uñas y, una vez que las lesiones están en fase costrosa, puede ser útil aplicar una crema con doxepina al 0,025 %. Contra el dolor, tópicamente disponemos de cremas de capsaicina al 0,025 % y de anestésicos locales (EMLA), que se aplican entre tres y cinco veces al día.

Como tratamientos sistémicos para aliviar el prurito se pueden emplear antihistamínicos, preferentemente de primera generación (hidroxicina o difenhidramina); contra el dolor suele ser suficiente la administración de paracetamol o ibuprofeno, o ambos. Si hay indicios de sobreinfección bacteriana de las lesiones (eritema intenso, tumefacción y supuración) se pueden utilizar antibióticos tópicos (ácido fusídico) o sistémicos (amoxicilina más ácido clavulánico, cloxacilina o eritromicina orales), según la gravedad y la extensión del cuadro.

De los cuatro antivirales disponibles, sólo el aciclovir está autorizado en los niños para las infecciones por el virus herpes simple y para la varicela, pero no para el herpes zóster. El riesgo de neuralgia posherpética es prácticamente nulo en la infancia. Por todo ello, las indicaciones del aciclovir oral serían el herpes zóster en los menores de un año (con alto riesgo de diseminación cutánea y extracutánea) y el herpes zóster oftálmico. También se recomienda tratar con aciclovir a los niños con dermatitis atópica grave que sufren un herpes zóster. Los niños inmunodeprimidos con herpes zóster y aquellos con un cuadro diseminado, que son casos potencialmente mortales, requieren ingreso hospitalario y la administración de aciclovir intravenoso.[36]

Bibliografía

1. Gnann JW Jr, Whitley RJ. Herpes zoster. N Engl J Med. 2002;347:340-6.
2. Banerjee A. Zona de l'enfant. Acta Pediatr. 1998;5:199-203.
3. Vázquez M. Varicella zoster virus infections in children after the introduction of live attenuated varicella vaccine. Curr Opin Pediatr. 2004;16:80-4.
4. Feder HM Jr, Hoss DH. Herpes zoster in therwise healthy children. Pediatr Infect Dis J. 2004;23:451-60.
5. Feldman S. Varicella zoster infections of the fetus, neonate, and immunocompromised child. Adv Pediatr Infect Dis. 1986;1:99-115.
6. Chen TM, George S, Woodruff CA, Hsu S. Clinical manifestations of varicella-zoster virus infection. Dermatol Clin. 2002;20:267-82.
7. Blumberg EA, Molavi A. Herpes zoster. Clin Dermatol. 1989;7:37-48.
8. Guerra Tapia A. Diagnóstico del herpes zóster en urgencias. Emergencias. 2000;12:S9-18.
9. Leisengang TJ. The varicella-zoster virus: systemic and ocular features. J Am Acad Dermatol. 1984;11:165-91.
10. McCrary ML, Severson J, Tyring SK. Varicella zoster virus. J Am Acad Dermatol. 1999;41:1-14.
11. Weinberg JM. Herpes zoster: epidemiology, natural history, and common complications. J Am Acad Dermatol. 2007;57:S130-5.
12. Gnann JW Jr. Varicella-zoster virus: atypical presentations and unusual complications. J Infect Dis. 2002;186(Suppl 1):S91-8.
13. Baba K, Yabuuchi H, Takahashi M, Ogra P. Increased incidence of herpes zoster in normal children infected with varicella-zoster virus during the infancy. Community-based follow-up study. J Pediatr. 1986;108:372-7.
14. Field HJ, Wassilew S. Managing herpesvirus infections in the 21th century. Antiviral Chem Chemother. 1997;8(Suppl 1):1-73.
15. Choo PW, Galil K, Donahue JG, Walker AM, Spiegelman D, Platt R. Risk factors for posherpetic neuralgia. Arch Intern Med. 1997; 157:1217-24.
16. Adour KK. Current concepts in neurology: diagnosis and management of facial paralysis. N Engl J Med. 1982;307:347-50.
17. Buchbinder SP, Katz MH, Hessol NA, Liu JY, O'Malley PM, Underwood R, *et al.* Herpes zoster and human immunodeficiency virus infection. J Infect Dis. 1992;162:1153-6.
18. Liesegang TJ. Diagnosis and therapy of herpes zoster ophthalmicus. Ophtalmology. 1991;98:1216-8.
19. Adour KK. Otological complications of herpes zoster. Ann Neurol. 1994;35:S62-4.
20. Srugo I, Israele V, Wittek AE, Courville T, Vimal VM, Brunell PA. Clinical manifestation of varicella-zoster virus infections in human immunodeficiency virus-infected children. AJDC. 1993;147: 742-5.
21. Ruocco V, Ruocco E. Tzanck smear, an old test for the new millennium: when and how. Inter J Dermatol. 1999;38:830-4.
22. Whitley RJ, Volpi A, McKendrick M, Wijck A, Oaklander AL. Management of herpes zoster and post-herpetic neuralgia now and in the future. J Clin Virol. 2010;48(Suppl 1): S20-8.
23. García A, Guerra-Tapia A, Torregrosa JV. Tratamiento y prevención del herpes zóster. Med Clin. 2005;125:215-20.
24. Tyring Sk. Management of herpes zoster and postherpetic neuralgia. J Am Acad Dermatol. 2007;57: S136-42.
25. España A, Redondo P. Actualización en el tratamiento del herpes zóster. Actas Dermosifiliogr. 2006; 97:103-14.
26. Opstelten W, Eekhof J, Neven AK, Verheij T. Treatment of herpes zoster. Can Fam Physician. 2008;54:373-7.
27. Decroix J, Partsch H, González R, Mobacken H, Goh CL, Walsh L, *et al.* Factors influencing pain outcome in herpes zoster: an observational study with valacyclovir. J Eur Acad Dermatol Venereol. 2000;14:23-33.
28. Wood MJ, Kay R, Dworkin RH, Soong SJ, Whitley RJ. Oral acyclovir therapy accelerates pain resolution in patients with herpes zoster: a meta-analysis of placebo-controlled trials. Clin Infect Dis. 1996;22:341-7.
29. Tyring SK, Beutner KR, Tucker BA, Anderson WC, Crooks RJ. Antiviral therapy for herpes zoster: randomized, controlled clinical trial of valacyclovir and famciclovir therapy in immunocompetent patients 50 years and older. Arch Fam Med. 2000;9:863-9.
30. Shen MC, Lin HH, Lee SS, Chen YS, Chiang PC, Liu YC. Double-blind, randomized, acyclovir-con-

trolled, parallel-group trial comparing the safety and efficacy of famciclovir and acyclovir in patients with uncomplicated herpes zoster. J Microbiol Immunol Infect. 2004;37:75-81.

31. Shafran SD, Tyring SK, Ashton R, Decroix J, Forspaniak C, Wade A, *et al.* Once, twice, or three times daily famciclovir compared with acyclovir for the oral treatment of herpes zoster in immunocompetent adults: a randomized, multicenter, double-blind clinical trial. J Clin Virol. 2004;29:248-53.

32. Cobo LM, Foulks GN, Liesegang T, Lass J, Sutphin JE, Wilhelmus K, *et al.* Oral acyclovir in the treatment of acute herpes zoster ophthalmicus. Ophthalmology. 1986;93:763-70.

33. Tyring S, Engst R, Corriveau C, Robillard N, Trottier S, van Slycken S, *et al.* Famciclovir for ophthalmic zoster: a randomized acyclovir controlled study. Br J Ophthalmol. 2001;85: 576-81.

34. Wood MJ, Johnson RW, McKendrick MW, Taylor J, Mandal BK, Crooks J. A randomized trial of acyclovir for 7 days or 21 days with and without prednisolone for treatment of acute herpes zoster. N Engl J Med. 1994;330:896-900.

35. Whitley RJ, Weiss H, Gnann JW Jr, Tyring S, Mertz GJ, Pappas PG, *et al.* Acyclovir with and without prednisone for the treatment of herpes zoster: a randomized, placebo-controlled trial. Ann Intern Med. 1996;125:376-83.

36. Moraga Llop FA. Infecciones por el virus varicela-zóster en pediatría. Madrid: Fiselgarf S.L.; 2006.

Capítulo 3

Herpes zóster en el paciente inmunodeprimido

I. Ruiz-Camps

Servicio de Enfermedades Infecciosas
Hospital Universitari Vall d'Hebron
Universidad Autónoma de Barcelona
Barcelona

Dirección para correspondencia
Dra. Isabel Ruiz-Camps
isabelruizcamps@gmail.com

Introducción

Los pacientes con alteraciones de la inmunidad celular, debido a enfermedades o a intervenciones médicas, presentan un mayor riesgo de desarrollar herpes zóster. Además, en estos pacientes gravemente inmunodeprimidos el riesgo de diseminación de las lesiones y de afectación visceral por el virus varicela-zóster (VVZ) es mayor. La clínica suele ser más prolongada y la aparición de costras puede retrasarse en el tiempo.

Las poblaciones especialmente susceptibles al herpes zóster son los pacientes hematológicos, principalmente los afectos de procesos linfoproliferativos y los sometidos a un trasplante de progenitores hematopoyéticos (TPH), los receptores de un trasplante de órgano sólido (TOS), los que reciben corticosteroides sistémicos o nuevos tratamientos biológicos, y los pacientes con sida.[1]

Las características de la infección, el tratamiento y la forma de abordar una posible profilaxis difieren entre los grupos de riesgo, por lo cual nos referiremos a cada población por separado.

1 Herpes zóster en el paciente hematológico

Aproximadamente un 25 % de los niños con leucemia linfoide aguda presentan un herpes zóster.[2] En la leucemia linfoide crónica, en la cual hay una alteración tanto de la inmunidad celular como de la humoral, con cambios cuantitativos y cualitativos en las células B, T, NK, los neutrófilos y la línea monocito/macrófago, las infecciones virales son frecuentes y entre ellas el herpes zóster.[3] En estos pacientes con leucemia linfoide crónica se ha visto que el factor que predispone más a la aparición de herpes zóster es el número absoluto de CD4+: la incidencia de herpes zóster en los pacientes con CD4+ < 50/µl es de un 26 %, frente a un 6 % en aquellos con CD4+ por encima de esta cifra. En un estudio multivariado, los factores de riesgo de herpes zóster para estos pacientes fueron la quimioterapia con análogos de purinas previa fludarabina, el tratamiento con corticosteroides, el recuento de CD4+ < 50/µl, la neutropenia prolongada, la insuficiencia renal y la edad superior a 65 años.[4]

Tras un TPH, antes de que se utilizara el aciclovir como profilaxis casi la mitad de los pacientes con una supervivencia de más de seis meses presentaba un herpes zóster. En series retrospectivas, tanto de adultos como de niños seropositivos para el VVZ sometidos a un trasplante autólogo o alogénico, el riesgo de desarrollar un herpes zóster oscila entre el 10 % y el 68 %, y habitualmente aparece a los tres a doce meses del trasplante (media de cinco meses), aunque puede aparecer años después.[2] Datos más recientes indican que la incidencia acumulada de reactivación del VVZ a los treinta meses de un trasplante de sangre de cordón es del 80 %.[5]

En el TPH, el factor de riesgo más importante para el desarrollo de la infección por VVZ es la enfermedad del injerto contra el huésped (EICH). Otros factores predisponentes son la leucemia o una enfermedad hematológica previa al trasplante, las enfermedades linfoproliferativas, la edad superior a 50 años, HLA no idéntico entre donante y receptor, la irradiación corporal total, la quimioterapia en el trasplante autólogo con busulfano, tiotepa y carboplatino, el trasplante alogénico y autólogo con selección CD34+, y el déficit de CD4+ y CD8+ a los treinta días del TPH.[2]

1.1 Manifestaciones clínicas

En el paciente inmunocompetente las vesículas herpéticas afectan a uno a tres dermatomas, mientras que en los pacientes con leucemia o sometidos a un TPH tienden a diseminarse (más de veinte lesiones) y afectar a más dermatomas o a todo el organismo, con mayor riesgo de afectación visceral, en cuyo caso puede asociarse a una elevada mortalidad.[1] En ocasiones la afectación visceral puede cursar sin lesiones cutáneas, lo cual dificulta el diagnóstico. También una elevación de las transaminasas hepáticas puede ser el primer signo de reactivación del VVZ después de un trasplante.[6] En general, los pacientes inmunodeprimidos presentan un mayor riesgo de complicaciones, como por ejemplo encefalitis, hepatitis, mielitis posherpética, retinitis por VVZ y neuralgia posherpética.[1,2] La coexistencia de herpes zóster con EICH puede condicionar un peor pronóstico.

1.2   Diagnóstico

El cultivo del VVZ no es tan fácil como el del virus herpes simple (VHS). La técnica más específica y sensible es la reacción en cadena de la polimerasa (PCR, *polimerase chain reaction*), que detecta el DNA del virus en vesículas, frotis o tejidos de pacientes con herpes zóster o varicela.[7] Es igualmente útil su determinación en el líquido cefalorraquídeo de los pacientes con afectación encefálica. La PCR del VVZ, ya sea en plasma o suero, cuantifica la viremia[8] y es útil para el diagnóstico y la posterior valoración de la respuesta al tratamiento de aquellas formas viscerales de infección que no van acompañadas de lesiones cutáneas.[9] Como el diagnóstico del herpes zóster en los diferentes grupos de riesgo es similar, no será comentado en cada uno de ellos.

1.3   Tratamiento

El tratamiento con aciclovir intravenoso evita la progresión y la diseminación de la enfermedad y reduce la duración de la replicación viral.[1,10] Puesto que la mortalidad está relacionada con la diseminación de la infección, el evitarla ha disminuido la mortalidad en los pacientes receptores de trasplantes. El aciclovir intravenoso continúa siendo el tratamiento de elección en los pacientes gravemente inmunodeprimidos con infección por VVZ, como son los sometidos a un trasplante alogénico durante los primeros cuatro meses tras la intervención, los pacientes receptores de trasplantes con EICH y enfermedad moderada-grave, y aquellos con sospecha de infección diseminada (encefalitis, neumonitis). En esta situación, la dosis indicada es de 10 mg/kg (500 mg/m^2) cada 8 h. Cuando la enfermedad está controlada puede pasarse a la vía oral.

Hay un único estudio aleatorizado en pacientes sometidos a TPH en el cual se obtienen resultados similares al usar aciclovir oral o intravenoso en los pacientes con herpes zóster localizado.[11] En otro estudio aleatorizado multicéntrico que incluía pacientes sometidos a TPH, TOS y en tratamiento oncológico, diez días de famciclovir oral (500 mg/8 h) resultó equivalente al aciclovir (800 mg cinco veces al día). En un tercer estudio, la efectividad de la brivudina oral (125 mg/6 h) resultó similar a la del aciclovir intravenoso (10 mg/kg/8 h). Sin embargo, en el paciente leucémico la brivudina no debe usarse por sus interacciones con el 5-fluorouracilo y otras 5-fluoropirimidinas, que pueden tener resultados fatales.[1,2]

Así pues, cuando está indicado el tratamiento oral, en los pacientes con herpes zóster localizado y clínicamente estables, el valaciclovir (1.000 mg/8 h) o el famciclovir (500 mg/8 h) son de elección por su comodidad.[2]

El tratamiento, ya sea oral o intravenoso, debe administrarse un mínimo de siete días y hasta dos días después de estar todas las lesiones en fase de costra.

Aunque la resistencia en la infección por el VVZ no parece ser un problema, ya que se han visto herpes zóster tras un año de profilaxis con aciclovir que han respondido a este fármaco cuando se ha administrado como tratamiento, en caso de resistencia se aconsejan foscarnet (60 mg/kg/12 h) o cidofovir (5 mg/kg una vez a la semana durante dos semanas y después, si es necesario, cada dos semanas acompañado de hidratación y probenecida).

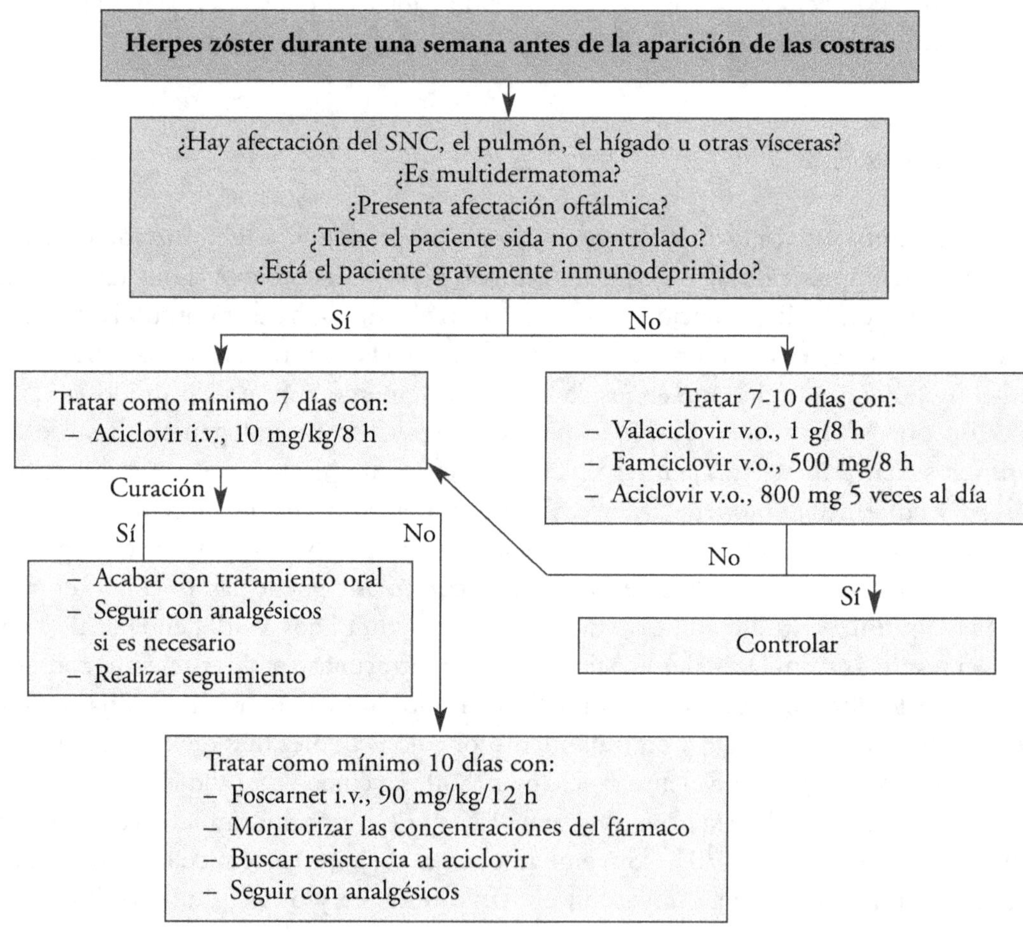

Figura 1.
Algoritmo de tratamiento del herpes zóster en el paciente inmunodeprimido.
(Modificada de: Ahmed AM. Managing herpes zoster in immunocompromised patient.
Herpes. 2007;14:32-6.)

En la figura 1 se muestra un algoritmo de decisión de tratamiento en el paciente inmunodeprimido que puede aplicarse a todos los grupos de riesgo de herpes zóster comentados en este artículo. En la tabla 1 se encuentran los fármacos usados en el tratamiento del herpes zóster.

Medicación	Dosis	Duración mínima del tratamiento (días)	Efectos adversos	Precauciones y contraindicaciones
Aciclovir	– 800 mg 5 veces al día (cada 4-5 h) v.o. – 10 mg/kg/8 h i.v.	7-10*	Náuseas, cefalea	Ajustar en pacientes con insuficiencia renal
Valaciclovir	1 g/8 h v.o.	7*	Náuseas, cefalea	Ajustar en pacientes con insuficiencia renal
Famciclovir	500 mg/8 h v.o.	7*	Náuseas, cefalea	Ajustar en pacientes con insuficiencia renal
Brivudina**	125 mg/día v.o.	7*	Náuseas, cefalea	Contraindicado si quimioterapia con 5-fluorouracilo u otras 5-fluoropirimidinas; la interacción comporta inmunosupresión medular
Foscarnet	60 mg/kg/8 h i.v. 90 mg/kg/12 h i.v.	7-10*	Neurotoxicidad y alteraciones electrolíticas	Ajustar en pacientes con insuficiencia renal Hidratar bien al paciente
Cidofovir	5 mg/kg/semana i.v.	2 semanas*	Nefrotoxicidad	Asociar probenecida e hidratar Evitar en insuficiencia renal

* Hasta dos días después de que todas las lesiones estén en fase de costra.
** Sólo en algunos países europeos.

Tabla 1.
Fármacos usados en el tratamiento del herpes zóster en el paciente inmunodeprimido.

1.4 Profilaxis

La mayoría de los pacientes que se someten a un TPH son seropositivos para el VVZ
por haber pasado una varicela en su infancia o por haber sido inmunizados con la vacuna de la varicela, y por lo tanto presentan riesgo de reactivación. En un estudio reciente se demostró que el aciclovir disminuía la aparición de herpes zóster durante el
primer año postrasplante mientras los pacientes estaban en profilaxis, pero no había
diferencias en el segundo año en aquellos que seguían bajo tratamiento inmunosupresor.[12] En la actualidad se recomienda profilaxis con aciclovir oral (800 mg/12 h) o valaciclovir (500 mg/12-24 h) durante un año después del trasplante, o más tiempo en
caso de EICH con tratamiento inmunosupresor. En el trasplante autólogo la duración
de la profilaxis no está tan clara. En la tabla 2 se resumen los antivirales empleados en
profilaxis y su dosificación.

Fármaco	Dosis
Aciclovir	400-800 mg/8-12 h, v.o.*
Valaciclovir	500 mg/8-12-24 h*, v.o.
Famciclovir	500 mg/8 h, v.o.

* En el paciente que recibe un TPH se administra aciclovir (800 mg/12 h) o
famciclovir (500 mg/12-24 h).

Tabla 2.
Antivirales usados en la prevención del herpes zóster.

La vacuna contra el VVZ está recomendada en los pacientes seronegativos transcu-
rridos dos años desde el trasplante, y debe retrasarse en los que reciben inmunosupresores por EICH.[2] La vacunación es segura, pero el grado de protección que confiere
necesita más investigación. Hay estudios en marcha con vacuna viva atenuada por calor
en receptores de TPH.[13]

2 Herpes zóster en el paciente con trasplante de órgano sólido

No se dispone de estudios de vigilancia epidemiológica en el TOS que definan la frecuencia con que el herpes zóster se presenta en los pacientes sometidos a un TOS.
Aquellos con infección previa por el VVZ o vacunados tienen riesgo de desarrollar un

herpes zóster. Las incidencias descritas en los pacientes con TOS son de un 3 % a 10 % para el trasplante renal, un 5 % a 10 % para el hepático, un 8 % a 12 % para el pulmonar y un 20 % a 25 % para el cardiaco. Las posibles razones de estas variaciones pueden deberse al efecto del grupo en estudio, al tratamiento inmunosupresor escogido o a los diferentes protocolos de profilaxis antiviral seguidos.[14]

En un estudio canadiense que incluyó 869 pacientes sometidos a TOS entre 1994 y 1999, la incidencia global de herpes zóster fue del 8,6 % (5,7 % en el trasplante hepático, 7,4 % en el renal, 15,1 % en el pulmonar y 16,8 % en el cardiaco).[14]

Se ha observado un retraso en la aparición del herpes zóster. En la actualidad sólo en un 62,7 % de los pacientes que lo desarrollan aparece durante el primer año postrasplante, y en el resto lo hace de forma más tardía, incluso hasta 16 meses después.[14] En un estudio en trasplante de pulmón, la incidencia acumulada de herpes zóster durante el primer año fue del 5,6 %, del 18,1 % en el tercer año y del 20,2 % a los cinco años postrasplante.[15] Probablemente el uso de antivirales en profilaxis para el citomegalovirus (CMV) retrasa la reactivación del VVZ y la reconstitución de la respuesta inmunitaria frente al virus.

2.1 Clínica

Se ha descrito una mayor incidencia de diseminación cutánea de las lesiones (18,7 %) y neuralgia posherpética (42,7 %) en estos pacientes.[15] Al igual que en otros enfermos inmunodeprimidos, puede haber afectación visceral sin presencia de lesiones cutáneas. En un estudio reciente en pacientes sometidos a trasplante de pulmón se detectó diseminación del herpes zóster en un 17 % de los casos, con afectación visceral en uno de ellos; un 26 % presentó neuralgia posherpética y tras el tratamiento no se objetivaron recurrencias.[16] Sin embargo, en otro estudio sólo se diseminó un 5,7 % y se observaron recurrencias en un 13,8 %.[15]

Por otra parte, es curioso observar esta incidencia tan alta de neuralgia posherpética, ya que todos los pacientes reciben tratamiento con antivirales y corticosteroides dentro de su esquema inmunosupresor.

Se consideran factores de riesgo para el desarrollo de herpes zóster en estos pacientes la edad avanzada y el tratamiento de inducción seguido. En los sometidos a trasplante hepático, el uso de micofenolato de mofetilo parece asociarse a una mayor incidencia de herpes zóster, aunque no se ha encontrado una mayor incidencia de otras infecciones virales por el grupo herpes.[14] Los pacientes que reciben inmunoglobulina antitimocítica de conejo también presentan una mayor incidencia de herpes zóster.[16]

2.2 Tratamiento

No hay diferencias entre el tratamiento aconsejado en los pacientes inmunodeprimidos sometidos a un TOS y el de los que presentan una enfermedad hematológica o han
recibido un TPH.

2.3 Profilaxis

En las fases postrasplante tempranas, los fármacos usados en la prevención de la infección por CMV o por VHS previenen también la infección por VVZ. Puesto que la mayoría de los pacientes reciben tratamiento inmunosupresor de por vida, el riesgo de
herpes zóster se mantiene en el tiempo y, como ya se ha comentado, su aparición acos-
tumbra a ser tardía. En la literatura médica no hay estudios que apoyen el uso prolongado de profilaxis en estos pacientes, ya que no resulta práctica ni presenta una relación coste-beneficio favorable. Los pacientes en contacto con el VVZ, ya sea en forma
de varicela o de herpes zóster, deben recibir inmunoglobulina hiperinmune,[17] que aunque no previene por completo el desarrollo de la infección sí disminuye su gravedad.
Los pacientes que van a ser sometidos a un TOS constituyen una población ideal para
valorar el uso de la vacuna frente al VVZ previamente al trasplante.[14]

3   Herpes zóster en el paciente con infección
por el virus de la inmunodeficiencia humana

La incidencia de herpes zóster en los pacientes con infección por el virus de la inmunodeficiencia humana (VIH) es más de quince veces la que corresponde a los
adultos de la misma edad.[18] El herpes zóster puede aparecer independientemente
del número de CD4+ del paciente, aunque la frecuencia es mayor en aquellos con
menos de 200 células por microlitro y no disminuye con el uso de tratamiento antirretroviral.[18]

Debe tenerse en cuenta que el síndrome de reconstitución inmunitaria que sigue al
inicio del tratamiento antirretroviral puede asociarse con una reactivación del VVZ.
En los seis meses que preceden al inicio del tratamiento, la incidencia de herpes zóster
excede los 90 episodios por 1.000 personas-año.[19,20] El porcentaje de linfocitos CD8+
basal y su aumento al mes de iniciado el tratamiento antirretroviral están directamente relacionados con un incremento del riesgo de herpes zóster.

3.1 Clínica

La localización más frecuente del herpes zóster en el paciente con infección por el VIH son los dermatomas torácicos (40 % a 50 %), seguida de los nervios craneales (20 % a 25 %), cervicales (15 % a 20 %), lumbares (15 %) y finalmente la zona sacra (5 %). La aparición de nuevas vesículas dura entre tres y cinco días, la fase de costra suele extenderse durante dos a tres semanas, y se objetiva diseminación en un 25 % a 50 % de los casos. Aproximadamente un 20 % a 30 % de los pacientes seropositivos presentan a lo largo de su vida uno o más episodios de herpes zóster, que afectan al mismo o a diferentes dermatomas.[18] La posibilidad de recurrencia al año, tras un primer episodio, se cifra alrededor del 10 %. La neuralgia posherpética en este grupo se detecta en un 10 % a 15 % de los pacientes.[21] La mayoría de las complicaciones, incluyendo la diseminación, se presentan en los pacientes con menos de 200 CD4 por microlitro. El sistema nervioso central es el órgano que más a menudo se afecta en la diseminación en estos pacientes, y lo hace en forma de diferentes síndromes neurológicos, como vasculitis, leucoencefalitis multifocal, ventriculitis, mielitis y mielorradiculoneuritis, parálisis de nervios craneales, lesiones focales cerebrales y meningitis aséptica.

La retinopatía necrotizante, y en concreto la forma progresiva, aparece casi exclusivamente en los pacientes con menos de 100 CD4 por microlitro. En esta variedad hay un mínimo componente inflamatorio en el humor acuoso y vítreo, ausencia de vasculitis retiniana y numerosas lesiones periféricas en la capa más externa de la retina. La lesión progresa rápidamente y confluyendo, y da lugar a una necrosis total y desprendimiento de retina. La traducción sintomática de este síndrome es la pérdida de visión.[18,22]

3.2 Tratamiento

Se recomienda el tratamiento antiviral para el herpes zóster durante la primera semana del inicio de los síntomas, o en cualquier momento siempre que las lesiones no estén en fase de costra. Cuando la afectación es de un único dermatoma se aconseja el tratamiento oral con aciclovir, valaciclovir o famciclovir durante siete a diez días. Si hay extensión de las lesiones o afectación visceral se recomienda aciclovir intravenoso hasta evidenciar mejoría clínica, y entonces pasar a la formulación oral hasta alcanzar diez a catorce días de tratamiento. No hay datos suficientes para recomendar el uso de corticosteroides en esta población.[18] En la mujer seropositiva embarazada y con herpes zóster, aunque no se dispone de estudios controlados, se aconseja tratamiento con aciclovir o valaciclovir.

El tratamiento óptimo de la afectación retiniana no está bien definido. Algunos especialistas recomiendan la combinación de foscarnet con ganciclovir intravenoso e intravítreo,[23] y en algún caso concreto se ha utilizado cidofovir. Otra alternativa sería aciclovir intravenoso (10 mg/kg/8 h durante 10-14 días), seguido de valaciclovir oral (1 g /8 h durante 6 semanas).[18]

Aunque la incidencia de herpes zóster no se ve afectada por el tratamiento antirretroviral, se aconseja su optimización en los casos de infecciones por el VVZ de difícil tratamiento, como sería la afectación retiniana.

Al igual que en el paciente hematológico, si se observa resistencia al aciclovir se recomienda tratamiento con foscarnet.

3.3 *Profilaxis*

En estos pacientes no se aconseja la profilaxis con fármacos antivirales. Por el momento no hay datos definitivos sobre la eficacia y la seguridad de la vacuna frente al herpes zóster en la población seropositiva, por lo que no se recomienda su práctica.[18]

4 Herpes zóster en el paciente con inmunosupresión farmacológica

El riesgo de desarrollar herpes zóster en los enfermos en tratamiento con diferentes inmunosupresores no está bien definido. Además, en ocasiones, a este riesgo se debe añadir el que presenta *per se* la enfermedad de base por la cual lo reciben. Por ejemplo, los pacientes con artritis reumatoide presentan como mínimo dos veces más riesgo de desarrollar infecciones que los sujetos de igual edad y sexo libres de enfermedad, debido al tratamiento inmunosupresor que reciben y por el mayor envejecimiento inmunitario que presentan las células T.[24] La incidencia en el lupus eritematoso diseminado oscila entre 16 y 22 episodios por cada 1.000 personas-año.[25]

Desde hace años se sabe que los corticosteroides favorecen la aparición de herpes zóster en los pacientes con enfermedad inflamatoria intestinal. En pacientes con enfermedad de Crohn (7.823 pacientes) y colitis ulcerosa (11.930 pacientes), la incidencia de herpes zóster fue superior a la de sus controles (*odds ratio* [OR] = 1,61, intervalo de confianza del 95 % [IC 95 %] = 1,35-1,92, y OR = 1,21, IC 95 % = 1,05-1,40, respectivamente). Los que reciben corticosteroides y azatioprina/mercaptopurina tienen una mayor frecuencia de herpes zóster.[26]

Cuando se analizan los diferentes inmunosupresores, la incidencia de herpes zóster varía. En un estudio que incluyó más de 20.000 pacientes con artritis reumatoide,[27] la incidencia de herpes zóster fue de 9,96 episodios por 1.000 pacientes-año, similar a la de otros estudios en artritis reumatoide y dos a cinco veces mayor que en la población general. Los pacientes que reciben fármacos con mayor potencia inmunosupresora (anakinra, azatioprina, ciclofosfamida, ciclosporina, leflunomida, metotrexato e inhibidores del factor de necrosis tumoral alfa (anti-TNFα) presentan mayor incidencia que los que reciben tratamientos menos inmunosupresores (sales de oro, hidroxicloroquina, penicilamina y sulfasalazina). Al comparar los diferentes anti-TNFα relacionados con una mayor tasa de infecciones durante los seis primeros meses de tratamiento se comprobó que los pacientes en tratamiento con infliximab presentaban una mayor incidencia de herpes zóster que los que recibían adalimumab o etanercept. Hay diferencias en las propiedades de estos fármacos que explicarían los distintos riesgos de infección. El infliximab se une a la forma soluble y transmembrana del TNF, induce la apoptosis de los monocitos y de las células T, y la expresión de diferentes genes leucocitarios.[24,27] Se han obtenido resultados similares en 5.040 pacientes con artritis reumatoide que recibían anti-TNFα además de corticosteroides.[28] También otros factores, tales como la edad, el uso de prednisona, padecer una enfermedad pulmonar crónica o presentar fallo renal y hepático, han resultado factores independientes de desarrollo de herpes zóster.

Como ya se ha comentado, en ocasiones es difícil saber si es sólo la inmunosupresión con anti-TNFα lo que condiciona la aparición del herpes zóster. En un estudio realizado en pacientes con granulomatosis de Wegener a quienes se aleatorizó para recibir etanercept o placebo como tratamiento de mantenimiento de la enfermedad, se objetivó que un 10 % presentaron 19 episodios de herpes zóster (incidencia de 45 casos por 1.000 pacientes-año), una incidencia veinte veces superior a la de la población normal. En los pacientes del grupo placebo y que además no estaban recibiendo quimioterapia intensiva ni corticosteroides se habían observado once episodios un año después del inicio del estudio. Ningún caso se consideró grave. Este estudio no proporciona datos sobre las cifras de linfocitos de los pacientes. Además, los pacientes con insuficiencia renal presentaban un mayor riesgo de herpes zóster. En estos casos, en los cuales deben hacerse pulsos de intensificación de tratamiento, podría tener interés la profilaxis primaria con vacunas o con tratamiento antiviral.[29]

Se ha descrito también en la literatura médica una mayor incidencia de herpes zóster con el uso de abatecept (proteína de fusión) en la artritis reumatoide resistente; con alemtuzumab (anticuerpo monoclonal anti-CD52) en procesos linfoproliferativos y trasplante; con rituximab (anticuerpo monoclonal anti-CD20) en el tratamiento de procesos linfoproliferativos y enfermedades autoinmunitarias; con gemtuzumab (anticuerpo monoclonal anti-CD33) en el tratamiento de la leucemia mieloide aguda que expresa dicho receptor; con basiliximab (anticuerpo monoclonal frente a la cadena alfa del receptor de la interleucina-2) usado como inmunoprofilaxis en el trasplante; con daclizumab (anticuerpo monoclonal anti-CD25) usado como inmunoprofilaxis sobre todo en el trasplante renal; y con muromonab (OKT3 o anticuerpo monoclonal frente a CD3) usado como tratamiento del rechazo agudo en el TOS.[30]

Los pacientes con mieloma en tratamiento con metilprednisolona y bortezomib (inhibidor del proteosoma 26S), o con bortezomib solo, presentan una incidencia de herpes zóster que oscila entre el 13 % y el 16 % (esta última en combinación), que es cuatro veces superior a la que presentaban cuando recibían dexametasona a dosis altas. La relación entre el bortezomib y la infección por VVZ se constató en un primer estudio retrospectivo, en el cual la tasa de infección resultó el doble que la de los controles (22 % frente a 11 %). En estos pacientes está indicada la profilaxis, que ha demostrado una reducción de la aparición de la infección a tasas inferiores al 3 %.[31,32]

La quimioterapia con análogos de purinas, como la fludarabina y la pentostatina, produce una inmunodeficiencia celular que perdura durante meses, aumentando el riesgo de herpes zóster. Los linfocitos CD4+ descienden durante el tratamiento de cinco a diez veces, a valores entre 0 y 300 células por microlitro.[33]

4.1 Clínica

La clínica no difiere de la presentada por otros pacientes inmunodeprimidos. Sin embargo, se ha descrito una mayor incidencia de complicaciones en los pacientes que reciben anti-TNFα durante los primeros meses de tratamiento, que con el tiempo desciende. En la serie de Strangfeld *et al.*,[28] el 20 % de los casos registrados podían clasificarse como graves.

4.2 Tratamiento

El tratamiento es el mismo que en otros pacientes inmunodeprimidos. Únicamente deben tenerse en cuenta las interacciones existentes entre la brivudina y los agentes quimioterápicos. Se han comunicado casos de anemia aplásica por la interacción de la brivudina y la capecitabina usada en el tratamiento del cáncer de mama.[34]

4.3 Profilaxis

Como actualmente la vacuna frente al herpes zóster está contraindicada en los pacientes que reciben altas dosis de prednisona o anti-TNFα, debido a la alta incidencia de herpes zóster en este grupo se debería considerar la vacunación en los mayores de 60 años, preferiblemente un mes antes (como mínimo dos semanas) de iniciar estas medicaciones.[24]

En los pacientes seropositivos para el VVZ o con antecedentes de herpes zóster, principalmente con un recuento de linfocitos CD4+ bajo (<50 cel/μl) y que reciban tratamientos biológicos que predispongan a la aparición de herpes zóster, se aconseja la profilaxis con aciclovir (400 mg/8-12 h), valaciclovir (500 mg/3 h) o famciclovir (500 mg/8 h).[29,30] En los pacientes seronegativos se realizará un seguimiento.

Considerando el efecto persistente sobre la inmunidad de muchos de estos tratamientos biológicos, el tratamiento debe prolongarse aunque ya no se utilice el inmunosupresor. Con el alemtuzumab se aconseja seguir con aciclovir o valganciclovir, como mínimo dos meses después de finalizado el tratamiento.[30,33]

Ya se ha comentado que la profilaxis antiviral está indicada en los pacientes con mieloma que reciben bortezomib. Sin embargo, el uso prolongado de estos fármacos en los pacientes con mieloma puede empeorar la función renal y la neurotoxicidad también relacionada con el bortezomib, por lo que se aconseja un seguimiento muy estricto en estos casos.[32]

Se recomienda profilaxis con aciclovir o valaciclovir en los pacientes tratados con análogos de purinas si presentan uno de los siguientes factores de riesgo: quimioterapia de segunda línea, tratamiento con corticosteroides, recuento de CD4+ inferior a 50 células por microlitro, edad superior a 65 años y neutropenia prolongada. La profilaxis no es necesaria en los que reciben fludarabina como quimioterapia de primera línea. Cuando se inicia la profilaxis debe hacerse en la primera semana del tratamiento y como mínimo hasta dos meses después de finalizarlo.[33]

En resumen, es importante conocer qué pacientes constituyen un grupo de riesgo y presentan factores que predisponen a la aparición de herpes zóster, para realizar un diagnóstico precoz de la infección e iniciar el tratamiento antiviral lo antes posible, evitar en la medida que se pueda la aparición de complicaciones y mejorar la calidad de vida de nuestros pacientes inmunodeprimidos. En aquellos casos en que esté indicado se realizará profilaxis antiviral, monitorizando estrictamente al paciente para detectar posibles efectos adversos. En el caso concreto de los tratamientos biológicos y de algunas quimioterapias, debe tenerse en cuenta que la profilaxis ha de mantenerse tiempo después del cese de dichos fármacos, debido al efecto prolongado que presentan sobre la inmunidad. Es evidente que la mejor profilaxis sería disponer de una vacuna que pudiese administrarse a estos pacientes.

Bibliografía

1. Dworkin RH, Johnson RW, Breuer J, Gnann JW, Levin MJ, Backonja M, *et al.* Recommendations for the management of herpes zoster. Clin Infect Dis. 2007;44(Suppl 1):S1-26.

2. Styczynski J, Reusser P, Einsele H, de la Camara R, Cordonnier C, Ward KN, *et al.* Second European Conference on Infections in Leukemia. Management of HSV, VZV and EBV infections in patients with haematological malignancies and after SCT: guidelines from the Second European Conference on Infections in Leukemia. Bone Marrow Transplant. 2009;43:757-70.

3. Dearden C. Disease-specific complications of chronic lymphocytic leukemia. Hematology Am Soc Hematol Educ Program. 2008:450-6.

5. Tomonari A, Iseki T, Takahashi S, Ooi J, Takasugi K, Shimohakamada Y, *et al.* Varicella-zoster virus infection in adult patients after unrelated cord blood transplantation: a single institute experience in Japan. Br J Haematol. 2003;122:802-5.

6. Berman JN, Wang M, Berry W, Neuberg DS, Guinan EC. Herpes zoster infection in the post-hematopoietic stem cell transplant pediatric population may be preceded by transaminitis: an institutional experience. Bone Marrow Transplant. 2006;37:73-80.

7. Sauerbrei A, Eichhorn U, Schacke M, Wutzler P. Laboratory diagnosis of herpes zoster. J Clin Virol. 1999;14:31-6.

8. Kalpoe JS, Kroes AC, Verkerk S, Claas EC, Barge RM, Beersma MF. Clinical relevance of quantitative varicella-zoster virus (VZV) DNA detection in plasma after stem cell transplantation. Bone Marrow Transplant. 2006;38:41-6.

9. De Jong MD, Weel JF, van Oers MH, Boom R, Wertheim-van Dillen PM. Molecular diagnosis of visceral herpes zoster. Lancet. 2001;357:2101-2.

10. Balfour HH Jr, Bean B, Laskin OL, Ambinder RF, Meyers JD, Wade JC, *et al.* Acyclovir halts progression of herpes zoster in immunocompromised patients. N Engl J Med. 1983;308:1448-53.

11. Ljungman P, Lönnqvist B, Ringdén O, Skinhöj P, Gahrton G. A randomized trial of oral versus intravenous acyclovir for treatment of herpes zoster in bone marrow transplant recipients. Nordic Bone Marrow Transplant Group. Bone Marrow Transplant. 1989; 4:613-5.

12. Boeckh M, Kim HW, Flowers ME, Meyers JD, Bowden RA. Long-term acyclovir for prevention of varicella zoster virus disease after allogeneic hematopoietic cell transplantation –a randomized double-blind placebo-controlled study. Blood. 2006;107:1800-5.

13. Redman RL, Nader S, Zerboni L, Liu C, Wong RM, Brown BW, *et al.* Early reconstitution of immunity and decreased severity of herpes zoster in bone marrow transplant recipients immunized with inactivated varicella vaccine. J Infect Dis. 1997;176:578-85.

14. Gourishankar S, McDermid JC, Jhangri GS, Preiksaitis JK. Herpes zoster infection following solid organ transplantation: incidence, risk factors and outcomes in the current immunosuppressive era. Am J Transplant. 2004;4:108-15.

15. Manuel O, Kumar D, Singer LG, Cobos I, Humar A. Incidence and clinical characteristics of herpes zoster after lung transplantation. J Heart Lung Transplant. 2008;27:11-6.

16. Fuks L, Shitrit D, Fox BD, Amital A, Raviv Y, Bakal I, *et al.* Herpes zoster after lung transplantation: incidence, timing, and outcome. Ann Thorac Surg. 2009;87:423-6.

17. Slifkin M, Doron S, Snydman DR. Viral prophylaxis in organ transplant patients. Drugs. 2004; 64:2763-92.

18. Kaplan JE, Benson C, Holmes KH, Brooks JT, Pau A, Masur H, *et al.* Guidelines for prevention and treatment of opportunistic infections in HIV-infected adults and adolescents: recommendations from CDC, the National Institutes of Health, and the HIV Medicine Association of the Infectious Diseases Society of America. MMWR Recomm Rep. 2009;58:1-207.

19. Martínez E, Gatell J, Morán Y, Aznar E, Buira E, Guelar A, *et al.* High incidence of herpes zoster in patients with AIDS soon after therapy with protease inhibitors. Clin Infect Dis. 1998;27:1510-03.

20. Domingo P, Torres OH, Ris J, Vázquez G. Herpes zoster as an immune reconstitution disease after initiation of combination antiretroviral therapy in patients with human immunodeficiency virus type-1 infection. Am J Med. 2001;110:605-09.

21. Gebo KA, Kalyani R, Moore RD, Polydefkis MJ. The incidence of, risk factors for, and sequelae of

herpes zoster among HIV patients in the highly active antiretroviral therapy era. J Acquir Immune Defic Syndr. 2005;40:169-74.

22. Engstrom RE Jr, Holland GN, Margolis TP, Muccioli C, Lindley JI, Belfort R, *et al.* The progressive outer retinal necrosis syndrome: a variant of necrotizing herpetic retinopathy in patients with AIDS. Ophthalmology. 1994;101:1488-502.

23. Yin PD, Kurup SK, Fischer SH, Rhee HH, Byrnes GA, Levy-Clarke GA, *et al.* Progressive outer retinal necrosis in the era of highly active antiretroviral therapy: successful management with intravitreal injections and monitoring with quantitative PCR. J Clin Virol. 2007;38:254-59.

24. Cohen JI. Rheumatoid arthritis and the incidence of herpes zoster: risky business. Clin Infect Dis. 2009;48:1372-4.

25. Kahl LE. Herpes zoster infections in systemic lupus erythematosus: risk factors and outcome. J Rheumatol. 1994;21:84-6.

26. Gupta G, Lautenbach E, Lewis JD. Incidence and risk factors for herpes zoster among patients with inflammatory bowel disease. Clin Gastroenterol Hepatol. 2006;4:1483-90.

27. McDonald JR, Zeringue AL, Caplan L, Ranganathan P, Xian H, Burroughs TE, *et al.* Herpes zoster risk factors in a national cohort of veterans with rheumatoid arthritis. Clin Infect Dis. 2009;48:1364-71.

28. Strangfeld A, Listing J, Herzer P, Liebhaber A, Rockwitz K, Richter C, *et al.* Risk of herpes zoster in patients with rheumatoid arthritis treated with anti-TNF-alpha agents. JAMA. 2009; 301:737-44.

29. Wung PK, Holbrook JT, Hoffman GS, Tibbs AK, Specks U, Min YI, *et al.* Herpes zoster in immunocompromised patients: incidence, timing, and risk factors. Am J Med. 2005;118:1416.

30. Salvana EM, Salata RA. Infectious complications associated with monoclonal antibodies and related small molecules. Clin Microbiol Rev. 2009;22:274-90.

31. Nucci M, Anaissie E. Infections in patients with multiple myeloma in the era of high-dose therapy and novel agents. Clin Infect Dis. 2009;49:1211-25.

32. Dasanu CA, Alexandrescu DT. Prophylactic antivirals may be helpful in prevention of varicella-zoster virus reactivation in myeloma, but are they safe? J Oncol Pharm Pract. 2009; December 4.

33. Sandherr M, Einsele H, Hebart H, Kahl C, Kern W, Kiehl M, *et al.* Antiviral prophylaxis inpatients with haematological malignancies and solid tumours: guidelines of the Infectious Diseases Working Party (AGIHO) of the German Society for Hematology and Oncology (DGHO). Ann Oncol. 2006;17:1051-9.

34. Baena-Cañada JM, Martínez MJ, García-Olmedo O, Jiménez-Bárcenas R, Muriel-Cueto P; Medscape. Interaction between capecitabine and brivudin in a patient with breast cancer. Nat Rev Clin Oncol. 2010;7:55-8.

Capítulo 4

Neuralgia posherpética

M.ª V. Ribera,[1] J. Medel,[1] C. Suso,[2] A. Mesas[1]

[1] Unidad de Dolor
Servicio de Anestesiología
Hospital Universitari Vall d'Hebron
Universidad Autónoma de Barcelona
Barcelona

[2] Atención Psicológica de la Unidad de Dolor
Hospital Universitari Vall d'Hebron
Facultad de Psicología
Universidad Autónoma de Barcelona
Barcelona

Dirección para correspondencia
Dra. M.ª Victoria Ribera
mvribera@vhebron.net

Introducción

El herpes zóster es una enfermedad infecciosa aguda producida por el virus varicela-zóster (VVZ), perteneciente al grupo de los herpesvirus, caracterizados por permanecer latentes después de la primoinfección. En el niño, la infección primaria por el VVZ es la varicela, y la reactivación posterior del virus produce el herpes zóster.

Esta enfermedad es causa de una gran morbilidad, sobre todo en los pacientes inmunodeprimidos. Afecta fundamentalmente al ganglio de la raíz posterior del nervio o nervios espinales afectados. La puerta de entrada de la primoinfección, la varicela, es la mucosa de las vías respiratorias altas y la orofaringe. Durante la varicela, el VVZ produce dos efectos muy importantes para la patogenia posterior del herpes zóster:

– Inmunidad duradera mediante anticuerpos frente al VVZ.
– Migración centrípeta, de manera que el VVZ pasa desde las lesiones de la piel y las mucosas a las terminaciones nerviosas sensitivas, y es transportado por las fibras sensitivas hasta el ganglio sensitivo de la raíz posterior. Es en este ganglio donde se produce la infección crónica latente, en la cual el virus persiste de forma silenciosa e inactivo, pero potencialmente infeccioso, ya que no ha perdido la capacidad de multiplicarse y puede hacerlo en algún momento de la vida; esta reactivación del virus da lugar al herpes zóster.

Los mecanismos que intervienen en la reactivación del virus no están totalmente claros, pero frecuentemente se asocia a estados de inmunosupresión, de modo que cuando uno de los intentos de reactivación del virus se encuentra con el sistema inmunitario debilitado y «tiene éxito», el virus se multiplica y se propaga dentro del ganglio, y causa necrosis neuronal e intensa inflamación, que dan lugar al dolor o neuralgia antes de la erupción.

El VVZ infeccioso se difunde por el nervio sensitivo y produce neuritis. Es liberado alrededor de las terminaciones nerviosas de la piel, donde produce el racimo típico de vesículas que caracteriza al herpes zóster. Estas vesículas son infecciosas porque contienen el virus, y por tanto pueden transmitirlo y causar varicela en los individuos susceptibles. Además, todo este proceso supone una masiva respuesta inflamatoria, con excitación y sensibilización de los receptores, que puede ser la principal causa de dolor y un motivo de su perpetuación.[1]

El herpes zóster es especialmente frecuente y grave en los pacientes inmunodeprimidos, sobre todo en el linfoma de Hodgkin, en la leucemia linfocítica crónica, durante la quimioterapia o la radioterapia, y en el lupus eritematoso (véanse las figuras 1 y 2).

La enfermedad suele presentarse con dolor agudo, parestesias y disestesias en la zona metamérica del ganglio o de los ganglios raquídeos afectados. A los pocos días de iniciarse el dolor aparece la erupción vesicular en el dermatoma correspondiente. Esta erupción vesicular dolorosa se convierte en costras y suele curar en un mes.

El dolor del herpes zóster puede ir acompañado de cefaleas, fiebre, malestar general, náuseas y adenopatías regionales o difusas, que se presentan en el 5 % de los casos, sin que haya correlación entre estos síntomas y la aparición de la neuralgia posherpética. La mayor incidencia en los ancianos podría estar relacionada con la disminución

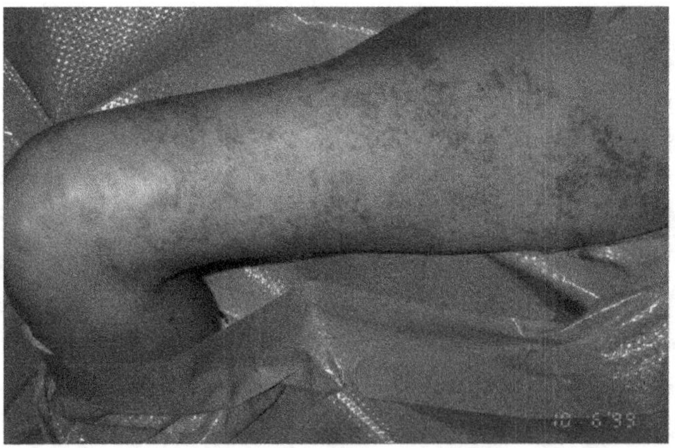

Figura 1.
Gran extensión de vesículas secas de herpes zóster en la cara externa del muslo izquierdo
en un paciente de 16 años con leucemia linfoide aguda.

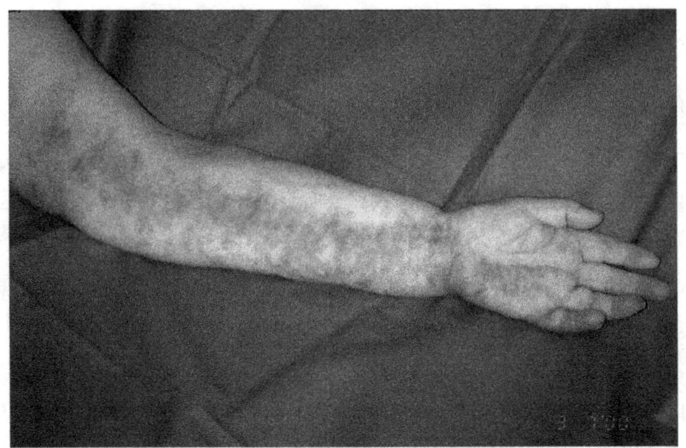

Figura 2.
Lesiones eritematosas de herpes zóster en la cara anterior interna del brazo en un paciente
con leucemia linfoide crónica.

del título de anticuerpos. En estos pacientes hay más tendencia a presentar dolor intenso en la fase aguda que en los jóvenes.[2]

Las lesiones vesiculares se localizan, en más del 50 % de los pacientes, en los dermatomas torácicos. En un 5 % a 20 % de los pacientes, el herpes afecta a la zona de distribución de la rama oftálmica del trigémino. En estos casos de presentación ocular pueden aparecer complicaciones en la mitad de los pacientes, como queratitis y uveítis posterior. La región cervical y lumbar se ve afectada en un 10 % a 20 % de los pacientes. El herpes zóster generalizado suele aparecer en tan sólo un 1 % de los casos (véase la tabla 1).[3]

Torácica	50 %
Facial (oftálmica)	3 % a 20 %
Cervical	10 % a 20 %
Lumbar	14 %
Sacra	3 %
Generalizada	1 %

Tabla 1.
Localizaciones más frecuentes del herpes zóster y de la neuralgia posherpética.

1 Neuralgia posherpética

La neuralgia posherpética es un cuadro clínico de dolor neuropático que puede aparecer después de una infección por el VVZ. No hay consenso en cuanto a su definición exacta, ya que algunos autores la consideran como el dolor que persiste después de la erupción aguda, mientras que otros la definen como el dolor que persiste más de tres meses después de la cicatrización de las lesiones cutáneas, y que aparece en el área de los dermatomas afectados por la infección activa. El dolor inicial de las lesiones cutáneas del herpes zóster se resuelve de forma espontánea al cicatrizar éstas, pero la neuralgia posherpética puede persistir durante meses o años.[4] Este dolor no es la continuación natural del herpes zóster agudo, sino que es una complicación y, por tanto, la consideraremos como una afección clínica independiente.

La neuralgia posherpética es la complicación más frecuente del herpes zóster, que se produce en el 15 % al 20 % de los pacientes que lo han sufrido. El 50 % de los mayores de 60 años y el 75 % de los mayores de 70 años que presentan un herpes zóster pueden desarrollar neuralgia posherpética, sobre todo en caso de herpes oftálmico. Esta afección representa una de las enfermedades crónicas más frecuentes en los ancianos.

Hay pacientes más susceptibles de desarrollar una neuralgia posherpética, y por ello puede ser útil identificar los factores de riesgo en la fase aguda del herpes zóster. Estos factores predisponentes se exponen en la tabla 2. La existencia de dos o más factores de riesgo hará necesario un tratamiento intensivo del dolor en el herpes zóster agudo.

La localización del dolor en la neuralgia posherpética se limita a la misma zona afectada previamente por el herpes zóster, y a su vez éste tiende a aparecer en las zonas cutáneas donde hubo mayor cantidad de vesículas durante la varicela. Por esta razón, la

– Edad avanzada: 50 % de los mayores de 50 años y 75 % de los mayores de 70 años
– Gravedad de las lesiones cutáneas
– Pérdida de sensibilidad en el área afectada
– Dolor intenso en la fase aguda del herpes zóster
– Existencia de una neuropatía concomitante o latente
– Inmunodepresión
– Determinadas áreas afectadas (ramo oftálmico del trigémino)
– Alteraciones psicológicas, como depresión

Tabla 2.
Factores de riesgo de la neuralgia posherpética.

localización más clásica es la intercostal (en las metámeras inervadas por los nervios sensitivos torácicos), ya que el mayor número de lesiones cutáneas de la varicela se encuentra en el tronco (véase la figura 3).

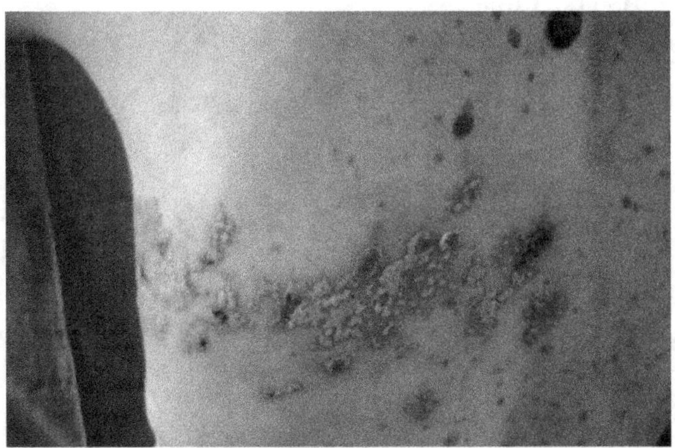

Figura 3.
Lesiones eruptivas de herpes zóster en la región intercostal.

2 Fisiopatología

El herpes zóster se desencadena por la reactivación del VVZ que permanece silente en las fibras nerviosas sensitivas tras una infección primaria de varicela. El mecanismo de la inmunidad celular es el que previene la reexpresión del virus de un modo no conocido. La disminución de la respuesta inmunitaria celular, junto con la edad avanzada o estados de inmunodepresión, se asocian con la aparición del herpes zóster.

La causa de la neuralgia posherpética es la lesión de las neuronas periféricas de los ganglios de las raíces dorsales y del asta dorsal de la médula espinal secundaria a una infección por el VVZ. Cuando los nociceptores sensibilizados e hiperexcitables por las lesiones del herpes zóster no logran recuperar la normalidad tras el proceso inflamatorio, el dolor persiste y da lugar a la neuralgia posherpética.

Las características clínicas y la evolución del dolor sugieren que los mecanismos de la neuralgia posherpética son distintos a los que producen el dolor del herpes zóster, y aunque se desconocen, se cree que están involucradas las estructuras periféricas y centrales del sistema nervioso.[5]

La lesión de las neuronas periféricas puede producir descargas espontáneas debido a un umbral bajo de activación con respuesta exagerada a estímulos. La excesiva actividad periférica comporta un estado de hiperactividad de las astas dorsales, conocido como hipersensibilidad central, que consiste en una sensibilización de los nociceptores, una disminución del umbral de activación, descargas espontáneas de actividad neuronal, una respuesta exagerada a los estímulos y un incremento de la entrada de señales al asta posterior de la médula.

3 Clínica

La clínica de la neuralgia posherpética es básicamente el dolor, que puede ser descrito por los pacientes como continuo o intermitente, de intensidad variable (aunque a menudo insoportable), quemante, con paroxismos lancinantes, como descargas, que puede tener un déficit sensitivo asociado, y con alodinia y disestesias en la zona afectada en casi el 90 % de los casos.[6,7]

Las exacerbaciones del dolor pueden ser espontáneas o provocadas por estimulación cutánea. Los pacientes prácticamente no suelen presentar intervalos libres de dolor.

En la exploración física se pueden encontrar los siguientes signos:

- Alodinia (sensación de dolor ante estímulos que normalmente no lo producen).
- Hiperalgesia (respuesta dolorosa aumentada ante un estímulo doloroso).
- Hiperpatía (respuesta exagerada y anormal al estímulo, y de forma específica al estímulo repetitivo).

Las localizaciones más frecuentes del herpes zóster y de la neuralgia posherpética se describen en la tabla 1.[8]

Las complicaciones aumentan con la edad y se pueden clasificar en neuralgia posherpética (8 % a 25 %) y sobreinfecciones dérmicas (3 %), oftálmicas (uveítis, queratitis: 1,6 %), neurológicas (neuropatía motora: 0,6 %; meningitis aséptica: 0,5 %) y óticas (0,2 %).[9,10]

El dolor suele provocar comorbilidad, como alteraciones del sueño, cuadros de ansiedad y depresión, o problemas familiares y sociales; en definitiva, deterioro de la calidad de vida. Es por ello que, entre las estrategias de tratamiento de la neuralgia posherpética, se considera muy importante la atención psicológica, sobre todo de los pacientes que presentan dolor de larga evolución, por el grave deterioro psicológico que les provoca.[11,12]

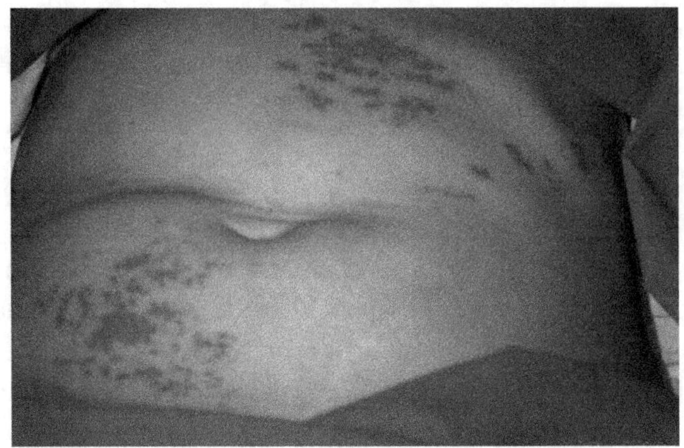

Figura 4.
Lesiones eruptivas de herpes zóster en la pared anterior del tórax y en el abdomen.

4 Prevención

Ningún tratamiento se ha mostrado totalmente efectivo en la prevención de la neuralgia posherpética, aunque mejore la fase aguda del herpes zóster. Con el fin de prevenir la aparición de neuralgia posherpética, es importante identificar a los pacientes que pueden ser más susceptibles a desarrollarla. La edad avanzada y la presentación de dolor intenso en la fase aguda del herpes zóster son los factores de riesgo más importantes, tanto para la aparición como para la gravedad de la neuralgia posherpética.

Teniendo en cuenta estos factores de riesgo, se ha utilizado una gran variedad de esquemas de tratamiento para disminuir la duración y la intensidad del dolor durante la fase aguda del herpes zóster, y evitar la aparición de la neuralgia posherpética. Así, el inicio del tratamiento con antivirales sistémicos durante las primeras 72 horas desde la aparición de la erupción acelera la curación y disminuye la duración del dolor asociado al herpes, pero no la incidencia de neuralgia posherpética.

La utilización precoz de amitriptilina asociada a aciclovir puede reducir la prevalencia de la neuralgia posherpética a los seis meses. Se debería iniciar el tratamiento tan pronto como sea posible, sobre todo si el paciente tiene más probabilidades de desarrollar una neuralgia posherpética.[4,13-16]

Los resultados con la primera vacuna frente al herpes zóster y la neuralgia posherpética, en 38.546 pacientes, indican que se reduce la incidencia de herpes zóster y de neuralgia posherpética en los mayores de 60 años, y el dolor se redujo en un 61 % en el grupo de los vacunados que presentaron neuralgia posherpética.[17] Si bien el seguimiento inicial fue de 3,5 años, se ha realizado un subestudio de seguimiento a siete años cuyos datos preliminares indican que no es preciso la revacunación en ese periodo.[18]

5   Tratamiento

Aunque en la actualidad se dispone de diversas estrategias terapéuticas para la neuralgia posherpética, al igual que en muchos otros tipos de dolor neuropático, el tratamiento de este cuadro clínico una vez establecido representa uno de los de mayor complejidad y más difícil control, tanto en atención primaria como en las demás especialidades que atienden estas afecciones.

Muchas veces se requiere un enfoque multimodal y multidisciplinario, que consiga un alivio satisfactorio del dolor y una mejoría funcional. El tratamiento debe individualizarse teniendo en cuenta las enfermedades concomitantes que puede presentar el paciente, así como el riesgo de las posibles interacciones de los fármacos utilizados.[5]

El tratamiento farmacológico sigue siendo fundamental, pero en ocasiones es preciso combinar distintas estrategias terapéuticas para poder controlar o disminuir el dolor. El tratamiento con fármacos antidepresivos y antiepilépticos forma parte de la actual medicina basada en la evidencia. Estos dos grupos de fármacos se han convertido en los pilares terapéuticos más importantes y prometedores para este tipo de dolor.

La efectividad de los antidepresivos y de los antiepilépticos en el tratamiento del dolor neuropático es comparable, pero la seguridad y los efectos secundarios difieren. Los antidepresivos tienen un excelente perfil de coste-efectividad, pero se asocian a una menor seguridad en los ancianos que los antiepilépticos de nueva generación. Si estos fármacos no son efectivos, se pueden cambiar por otro de primera línea o combinar entre ellos.

La lidocaína en parches al 5% tiene una evidencia analgésica en diferentes cuadros de dolor neuropático con predominio de neuralgia posherpética y está recomendada como

– Antidepresivos tricíclicos (amitriptilina)
– Antiepilépticos (gabapentina, pregabalina)
– Opioides (tramadol, morfina, oxicodona, metadona)
– Tratamientos tópicos: lidocaína al 5 % en parches y capsaicina

Tabla 3.
Tratamiento farmacológico de la neuralgia posherpética.

primera línea analgésica en pacientes con neuralgia posherpética en pequeñas áreas de dolor, con alodinia y en pacientes ancianos. Si el dolor es muy intenso, pueden asociarse fármacos opioides. Otro tratamiento utilizado es la capsaicina (véase la tabla 3).[18-23]

5.1 Fármacos antidepresivos

En las últimas décadas, varios autores[18-22] han revisado el efecto analgésico de los antidepresivos y se han publicado ensayos clínicos aleatorizados y controlados[24] que confirman que estos fármacos mejoran diversos síndromes de dolor neuropático, como la neuralgia posherpética, la polineuropatía diabética y otras polineuropatías periféricas, y el dolor tras un traumatismo nervioso o un accidente vascular cerebral. Su potencial analgésico se debe a su capacidad de inhibir la recaptación presináptica de noradrenalina y serotonina, y también actúan sobre otros mecanismos relacionados con el receptor NMDA y mediante el bloqueo de los canales del calcio.

Los fármacos antidepresivos, fundamentalmente los tricíclicos, representan la primera línea de tratamiento en la neuralgia posherpética, y si no son efectivos se opta por otro tipo de antidepresivo. Para su utilización es necesario realizar una elección basada en el perfil del paciente y los efectos secundarios del fármaco. El tratamiento debe iniciarse con una dosis baja, que se va aumentando con lentos incrementos, y puede prolongarse como monoterapia o en combinación con otros analgésicos o antiepilépticos. Siempre se realizará un enfoque personalizado para cada paciente, teniendo en cuenta la comorbilidad y las interacciones farmacológicas.

Los antidepresivos se unen en gran medida a las proteínas, por lo que pueden presentar alteraciones farmacocinéticas en estados de enfermedad y si se coadministran con otros fármacos. Se tendrá especial precaución con aquellos fármacos con efecto sobre la recaptación de serotonina, por el peligro de que se produzca un síndrome serotoninérgico.

Las principales contraindicaciones para el uso de los antidepresivos tricíclicos son los trastornos del ritmo cardíaco, como bloqueo auriculoventricular, insuficiencia cardíaca congestiva, infarto agudo de miocardio anterior, epilepsia e hipotensión ortostática grave. Los efectos secundarios incluyen retención urinaria, estreñimiento, aumento de peso, sedación, agitación, insomnio, disfunción sexual, alucinaciones y convulsiones tónico-clónicas.

El antidepresivo tricíclico más utilizado sigue siendo la amitriptilina. Este fármaco ha demostrado tener un efecto real sobre las vías nociceptivas y mejorar el dolor posherpético y el de otras muchas afecciones dolorosas.[23,24]

5.1.1   Amitriptilina

La amitriptilina es un fármaco derivado del dibenzocicloheptano, con una estructura amino tricíclica terciaria. Su actividad antidepresiva está determinada principalmente por el bloqueo de la recaptación de noradrenalina, más eficaz que el de la serotonina. A pesar de que esta inhibición es inmediata, su efecto antidepresivo puede tardar en aparecer entre una y dos semanas. Sin embargo, el efecto analgésico a veces se objetiva antes. Puede aliviar el componente urente y disestésico, el dolor continuo o las crisis paroxísticas lancinantes de la neuralgia posherpética.

Tiene un potente efecto antimuscarínico y anticolinérgico, por lo que su uso no está indicado en los pacientes con glaucoma de ángulo cerrado. Es sedante y bloquea los receptores adrenérgicos α_1. Tiene una importante interacción farmacológica con los inhibidores de la monoaminooxidasa.

El inicio del tratamiento debe ser siempre a dosis bajas, de 10 a 25 mg/24 h, y se aumenta paulatinamente hasta lograr el efecto deseado o hasta que aparezcan efectos adversos intolerables. Por lo general, en el tratamiento de la neuralgia posherpética no se sobrepasan los 75 mg/día.

En los pacientes ancianos siempre deben ajustarse las dosis, y realizar la progresión posológica más lentamente. Esta manera de dosificación hace que los efectos adversos aparezcan con menos frecuencia y que la conformidad del paciente sea mayor. Después de cuatro a seis meses de tratamiento con remisión del dolor se inicia la retirada progresiva del fármaco.

5.1.2   Otros antidepresivos

Otros estudios[24,25] han observado que los antidepresivos inhibidores de la recaptación de noradrenalina y serotonina han sido eficaces en el alivio del dolor de diversos síndromes neuropáticos, y en menor medida también los inhibidores selectivos de la recaptación de serotonina. Se insiste en que el efecto antidepresivo de todos estos fármacos no coincide con el efecto reductor del dolor. Los más investigados son la venlafaxina y la duloxetina. Con estos antidepresivos se producen menos efectos secundarios, pero faltan estudios comparativos en el tratamiento de la neuralgia posherpética.

Otras opciones terapéuticas consisten en la combinación del tratamiento antidepresivo con un fármaco antiepiléptico u otro analgésico, para aprovechar su sinergia en favor de un ajuste más preciso de las dosis y una mayor tolerabilidad.

5.2 Antiepilépticos

Los fármacos antiepilépticos se utilizan desde hace muchos años para el tratamiento de trastornos no epilépticos. Sin embargo, ha sido en la última década, a raíz de los numerosos avances en el conocimiento de la bioquímica cerebral, implicada en los fenómenos paroxísticos en la despolarización neuronal, cuando se ha profundizado en el conocimiento del mecanismo de acción de los antiepilépticos clásicos y se han desarrollado otros nuevos fármacos.

En la década de 1990 aparecieron en el mercado varios antiepilépticos, y algunos de ellos se han mostrado muy útiles en el tratamiento del dolor neuropático. Estos nuevos antiepilépticos han aportado unas ventajas considerables por sus características farmacocinéticas y farmacodinámicas, ya que se conocen mejor sus mecanismos de acción y sus interacciones con otros medicamentos, lo que ha potenciado su uso en distintas indicaciones, tales como el dolor neuropático, la profilaxis de la migraña, los trastornos psiquiátricos y la neuroprotección.

Los fármacos antiepilépticos han encontrado su lugar como analgésicos en el dolor neuropático que se acompaña de descargas y crisis de dolor lancinante, que sugieren la existencia de una lesión nerviosa. Estos fármacos pueden alterar los mecanismos fisiopatológicos implicados en la génesis o el mantenimiento del dolor neuropático. El modo de acción de este grupo de fármacos se basa en la estabilización de la membrana neuronal, disminuyendo el número de descargas repetitivas en el nervio lesionado por distintos mecanismos. Dentro del dolor neuropático, los antiepilépticos están indicados en gran variedad de síndromes, entre ellos la neuralgia posherpética.

El mecanismo principal de la acción analgésica de estos fármacos es desconocido. Se cree que es similar al causante del efecto antiepiléptico, pero no hay evidencias científicas que lo avalen. Básicamente, se asume que la reducción de la actividad nerviosa excitadora y la activación de las vías inhibidoras podrían ser útiles para disminuir las manifestaciones del dolor neuropático.

Los antiepilépticos de nueva generación, por su mejor tolerabilidad y menos interacciones farmacológicas, se consideran también fármacos de primera línea y en muchas ocasiones se utilizan como principal opción, antes que los antidepresivos. Es muy importante la titulación lenta y progresiva de estos fármacos, para así reducir la incidencia de efectos colaterales. También debe tenerse en cuenta que la obtención del efecto terapéutico puede tardar entre cuatro y seis semanas, mientras que los efectos indeseables pueden presentarse desde el inicio del tratamiento, sobre todo si se empieza con dosis altas. Esto nos puede llevar a subestimar el efecto del fármaco y cambiarlo por otro sin agotar todas sus posibilidades.

Entre todos los antiepilépticos, la gabapentina y la pregabalina, por su eficacia, tolerabilidad, baja propensión a presentar efectos adversos graves y rapidez de titulación, demostradas en numerosos ensayos clínicos, se han convertido en los antiepilépticos de primera línea en el tratamiento de este tipo de dolor, tanto en la neuralgia posherpética como en la neuropatía diabética.[18-23,26-29]

5.2.1   Gabapentina

Aunque la gabapentina fue sintetizada como un análogo estructural del neurotransmisor inhibidor ácido gamma-aminobutírico (GABA), su mecanismo de acción es diferente al de otros fármacos que interaccionan con la sinapsis GABA, como el valproato sódico, las benzodiacepinas, los inhibidores de la GABA transaminasa, los inhibidores de la recaptación del GABA, los agonistas del GABA y los profármacos del GABA.

A concentraciones clínicas relevantes no se une a otros receptores farmacológicos o de los neurotransmisores en el cerebro. Parece que actúa mediante un innovador mecanismo de modulación de neurotransmisores, aumentando las concentraciones de GABA en el sistema nervioso central y disminuyendo las de glutamato. No presenta interacciones con el receptor del GABA ni se transforma en GABA.

El mecanismo de acción de la gabapentina es el bloqueo de los canales de calcio dependientes del voltaje mediante una unión específica de esta molécula a una subunidad proteica de dichos canales denominada $\alpha_2\delta$. Esta unión se ha descrito en el sistema nervioso central, sobre todo en las láminas superficiales y profundas de las astas dorsales de la médula espinal, zonas especialmente relacionadas con los mecanismos de modulación del dolor.[27]

La gabapentina se absorbe en el tracto gastrointestinal, no se metaboliza y no induce las enzimas hepáticas oxidativas de función mixta, que son las encargadas del metabolismo de los fármacos. No interacciona con otros antiepilépticos ni con otros fármacos que se metabolizan en el hígado.

La gabapentina tiene una farmacocinética simple y predecible, y no se une a las proteínas plasmáticas, por lo que se evitan las interacciones con otros antiepilépticos y con otros fármacos que compiten por los lugares de unión a las proteínas. Tras su administración oral, las concentraciones plasmáticas máximas se alcanzan en dos o tres horas.

La biodisponibilidad de la gabapentina se reduce aproximadamente un 20 % cuando se administra junto a antiácidos que contengan hidróxido de aluminio o magnesio. Se recomienda tomar el fármaco dos horas después de la administración de antiácidos.

La cimetidina disminuye en un 12 % la liberación de gabapentina, ya que reduce la filtración glomerular.

La eliminación renal y plasmática de la gabapentina se correlaciona de forma lineal con la de la creatinina. En los pacientes con función renal normal, la vida media de eliminación es de cinco a siete horas. En los ancianos y en caso de alteraciones de la función renal se reduce el aclaramiento plasmático de la gabapentina, por lo que debe ajustarse las dosis en estos pacientes y también en los sometidos a hemodiálisis. Se aconseja una dosis de 150 o 300 mg después de cada cuatro horas de hemodiálisis.

Los ensayos clínicos con gabapentina en el tratamiento de la neuralgia posherpética demostraron una analgesia superior a la del placebo, con buena tolerabilidad, y una mejoría del sueño y de la calidad de vida.[28]

Las dosis inicial de gabapentina es de 900 mg, repartidos en tres tomas al día, y se titula en función de la respuesta terapéutica hasta una dosis máxima de 3.600 mg/día. Se empieza con 300 mg (a partir de 75 años) o con 400 mg (menos de 75 años) durante tres o cuatro días. La dosis se aumentará progresivamente cada tres o cuatro días hasta la mejoría de los síntomas, o bien hasta que aparezcan efectos secundarios. Cuando sea preciso reducir o retirar el fármaco debe hacerse de forma gradual.[24]

Como efectos indeseables del tratamiento con gabapentina destacan, fundamentalmente, somnolencia, mareos, ataxia, fatiga, vértigo, cefaleas, aumento de peso y astenia. También pueden aparecer nistagmo, molestias gastrointestinales, diarreas y edemas.

5.2.2 Pregabalina

La pregabalina es una modificación química del GABA, el (S)-3-isobutil GABA, y el enantiómero S es el único farmacológicamente activo. Su mecanismo de acción se basa en la capacidad de unirse a la fracción subunidad α-2-δ de los canales de calcio dependientes del voltaje en el SNC, afinidad que parece ser mayor que la de la gabapentina. Esta unión produce una modulación de la entrada del ion calcio y como consecuencia una disminución de la liberación de neurotransmisores excitadores, como el glutamato, la noradrenalina y la sustancia P, y por tanto una reducción de la excitabilidad neuronal patológica.

Al igual que en la gabapentina, su farmacocinética es lineal y altamente predecible. Se absorbe rápido por vía digestiva y alcanza la concentración máxima a la hora de su administración. La biodisponibilidad es del 90 %, la vida media es de 6,3 horas y su perfil de concentración/tiempo es el mismo si las dosis se administran dos o tres veces al día. El 98 % del compuesto se elimina inalterado por orina, por lo que la dosis debe modificarse en caso de insuficiencia renal. No se han establecido la seguridad y la eficacia en los niños menores de 12 años.

En un estudio se han comparado varios fármacos para el tratamiento de la neuralgia posherpética, y se concluye que la gabapentina y la pregabalina son los únicos antiepilépticos que muestran evidencias de efectividad clínica. Según sus resultados, la pregabalina a dosis de 600 mg/día obtendría unas respuestas terapéuticas similares a las de la gabapentina a dosis de 2.400 mg/día.[29]

El tratamiento inicial con pregabalina se realizará con dosis de 75 mg/día y aumentos graduales hasta 150 mg/día. En ocasiones se empieza con 25 mg/12 h para mejorar la tolerabilidad en los pacientes ancianos. Siempre según la respuesta individual, la dosis debe mantenerse durante algunos días para explorar su eficacia, pero ha de considerarse que la dosis efectiva según los últimos estudios es de 450 mg. Por tanto, las dosis entre 300 y 600 mg/día consiguen una efectividad óptima (considerando en todo momento la variabilidad individual y los posibles efectos secundarios).[23]

Los efectos adversos descritos son leves, dependientes de la dosis y desaparecen tras la suspensión del tratamiento o la disminución de la dosis. Los más frecuentes son mareos, somnolencia, edema periférico y sequedad de boca, y con menor frecuencia cefaleas y aumento de peso.

5.3 Opioides

A menudo se ha cuestionado el tratamiento con opioides en el dolor neuropático por la preocupación sobre su eficacia, el posible desarrollo de tolerancia, el riesgo de adicción y los efectos adversos asociados, pero diversos ensayos clínicos aleatorizados han demostrado que los opiáceos son efectivos para el tratamiento del dolor neuropático. Aun así, se consideran un tratamiento de segunda o tercera línea, debido a su perfil de efectos adversos. Los opioides que han mostrado mayor efectividad en el tratamiento de la neuralgia posherpética son el tramadol, la morfina, la oxicodona y la metadona.[18-23,30-32]

5.3.1 Tramadol

El tramadol es un opiáceo atípico con un doble mecanismo de acción: tiene una débil afinidad por el receptor opiáceo μ (su activación reduce la liberación de neurotransmisores) y también inhibe la recaptación de noradrenalina y serotonina (acción parecida a la de los antidepresivos tricíclicos). Es un fármaco que se ha mostrado efectivo en el tratamiento del dolor neuropático y podría ser una alternativa a los opioides mayores, en cuanto a tolerancia y dependencia durante tratamientos de larga duración.[31]

Los efectos secundarios más frecuentes son las náuseas, los vómitos, el estreñimiento y los mareos. En los pacientes ancianos puede exacerbar el deterioro cognitivo y provocar un aumento de la incidencia de caídas accidentales. Al inicio del tratamiento se tomarán precauciones en caso de antecedentes de abuso de sustancias, patología psiquiátrica, riesgo de suicidio y conducción habitual de vehículos. En cuanto a los efectos secundarios del tramadol, se añaden la hipotensión ortostática, un mayor riesgo de crisis comiciales en los pacientes con predisposición y el riesgo de síndrome serotoninérgico con el uso concomitante de antidepresivos inhibidores de la recaptación de serotonina, inhibidores de la recaptación de serotonina y noradrenalina o tricíclicos.

5.3.2 Morfina

La morfina es el opioide mayor más representativo, a partir del cual se han obtenido otros opioides. Es un opioide potente (agonista puro), principal alcaloide natural del opio, sin techo terapéutico. El sulfato de morfina es bien absorbido por vía oral y se alcanzan concentraciones plasmáticas adecuadas después de la administración dos veces al día, pero tiene un metabolismo de primer paso importante.

La mayor parte del fármaco administrado se metaboliza por el hígado. Además del hígado, el metabolismo tiene lugar en el riñón y la mucosa intestinal. El principal metabolito urinario es la morfina-3-glucurónido, pero también se forma morfina-6-glucurónido.[30]

Un metaanálisis de 22 estudios demostró la eficacia de los opioides en el control del dolor neuropático en los ocho estudios de duración mediana. Los opioides evaluados fueron la morfina y la oxicodona de liberación prolongada y la metadona. El comparador siempre fue placebo y las indicaciones evaluadas fueron neuropatía diabética (oxicodona), neuralgia posherpética (morfina, oxicodona, metadona), dolor del miembro fantasma (morfina) y dolor neuropático mixto (morfina, metadona, levorfanol).[33]

5.3.3 Oxicodona

Es un potente analgésico opioide, con una acción farmacológica similar a la de la morfina. Las dosis analgésicas equivalentes de morfina y oxicodona son 2:1. Tiene una acción agonista pura sobre los receptores opioides cerebrales y de la médula espinal (receptores κ, μ y δ). Se ha sugerido que por su acción sobre los receptores κ podría tener eficacia en el dolor neuropático y visceral.

La oxicodona se ha evaluado en la neuralgia posherpética frente a placebo. No hay estudios con un comparador activo (morfina, tramadol, amitriptilina o gabapentina). En conjunto, los resultados de los ensayos clínicos muestran una reducción de la intensidad del dolor del 20 % al 30 %.[30-32]

Las reacciones adversas más comunes de la oxicodona son las náuseas y el estreñimiento, que aparecen en un 28 % a 30 % de los pacientes. Otros efectos adversos frecuentes (>10 %) son vómitos, somnolencia, vértigo y prurito.

5.3.4   Metadona

Es un opioide agonista μ, que inhibe la recaptación de noradrenalina y serotonina. Es un racémico que se une a los receptores NMDA moduladores del dolor neuropático. Hay que tener en cuenta que la metadona posee unas características farmacocinéticas y farmacodinámicas que dificultan el esquema de tratamiento. Una de ellas es su vida media larga, que puede oscilar entre 15 y 30 horas, lo cual hace que, debido a la tendencia a la acumulación y a los efectos secundarios, se recomiende su utilización en unidades especializadas. Se debe tener especial precaución en los pacientes ancianos.[30]

5.4   Tratamientos tópicos

5.4.1   Lidocaína tópica

La lidocaína es un anestésico local y su efecto analgésico se debe a una estabilización de la membrana neuronal, la cual se considera que propicia una regulación inhibitoria de los canales de sodio que provoca una reducción del dolor.

De reciente comercialización en España, la lidocaína en aplicación tópica se libera lentamente y da lugar a concentraciones sistémicas del fármaco muy bajas, con lo que se reduce el riesgo de interacciones. La dosis recomendada es de un parche de lidocaína al 5 % cada 24 horas (se pone el parche durante 12 horas y se deja libre la zona durante otras 12 horas). La penetración de la lidocaína en la piel intacta tras la aplicación del parche es suficiente para producir un efecto analgésico local, pero menor que la necesaria para producir una pérdida de sensibilidad y entumecimiento.

La lidocaína tópica es eficaz sobre el dolor quemante, el dolor sordo y el dolor provocado por contacto. En los pacientes ancianos, en particular en aquellos con alodinia, con áreas pequeñas de dolor, por su buena tolerabilidad es preferible la lidocaína tópica.

Los parches transdérmicos de lidocaína están contraindicados en los pacientes con reacciones de hipersensibilidad al principio activo o a cualquiera de sus excipientes. El parche también está contraindicado en los pacientes con hipersensibilidad conocida a otros anestésicos de tipo amida (bupivacaína, etidocaína, mepivacaína y prilocaína). La lidocaína debe utilizarse con precaución en los pacientes con una afectación cardíaca grave o con insuficiencia renal o hepática.

La eficacia de los parches de lidocaína se ha evaluado principalmente en el tratamiento de la neuralgia posherpética.[34] Los ensayos clínicos realizados hasta ahora con esta indicación han sido frente a placebo, y no se ha comparado directamente con otros tratamientos establecidos.[34]

En un ensayo clínico aleatorizado y cruzado a doble ciego se comparó la lidocaína al 5 % en parches con la amitriptilina tópica al 5 % y con placebo, en 35 pacientes con dolor neuropático posquirúrgico, neuralgia posherpética o neuropatía diabética con alodinia o hiperalgesia. Sólo los pacientes con parches de lidocaína presentaron una reducción en la intensidad del dolor, con una repercusión clínica mínima.[35,36]

5.4.2 Capsaicina

La capsaicina es un alcaloide natural derivado de la guindilla que, cuando se aplica de forma tópica, actúa reduciendo el contenido de sustancia P en las terminaciones nerviosas periféricas encargadas de la transmisión del impulso nervioso. La sensación álgica se transmite mediante impulsos dolorosos en los cuales la sustancia P y otros neurotransmisores tienen un papel determinante.

La interrupción en la transmisión del impulso doloroso se conseguiría disminuyendo la cantidad de estos neurotransmisores. Esta acción se produce por diversos mecanismos: bloqueo de los canales del calcio, inhibición del receptor específico de membrana, acumulación intracelular de iones que producen cambios osmóticos y activación de procesos enzimáticos proteolíticos. El dolor crónico tiene como base una hiperexcitabilidad de impulsos sobre las fibras C. La capsaicina reduce esta actividad, por lo que actuaría impidiendo la perpetuación del estado doloroso.

La aplicación tópica de capsaicina a una concentración del 0,025 % produce una vasodilatación cutánea en el lugar de la aplicación que se traduce en un dolor ardiente, que disminuye con la aplicación repetida. No debe utilizarse sobre piel lesionada, sobre áreas inflamadas (herpes zóster en fase aguda) ni en conjuntivas y mucosas.

Debe realizarse una cuidadosa limpieza de las manos después de cada aplicación. Se ha de aplicar tres o cuatro veces al día, ya que su efecto es de corta duración. El alivio del dolor se consigue en dos a cuatro semanas, con una respuesta máxima entre las cuatro y las seis semanas. Se ha comprobado que cuando cesa la aplicación de capsaicina la sustancia P se normaliza, con lo cual su efecto analgésico es reversible.[36]

Está próxima la comercialización de la capsaicina en parches al 8 %, que se mantienen colocados durante treinta minutos a una hora y que, según los estudios, logran una duración del efecto analgésico de tres meses.

5.5 *Tratamiento psicológico*

El dolor neuropático tiene graves implicaciones físicas y también psicológicas; la ansiedad y la depresión son las afecciones más frecuentes en este tipo de pacientes. La percepción de la calidad de vida se ve alterada, así como la capacidad de afrontamiento de situaciones cotidianas y la capacidad de sueño, por lo que es fundamental una adecuada terapia psicológica dentro del proceso del tratamiento del dolor.

El dolor neuropático es difícilmente explicable como una experiencia unidimensional, es decir, sólo como la intensidad de un estímulo sensorial. Como ya propusieron Melzack y Casey,[37] el dolor requiere tres dimensiones para poder ser descrito de forma integral. En primer lugar, la dimensión sensorial-discriminativa hace referencia a las características del estímulo que provoca dolor, sea la cantidad, la duración o su localización (p. ej., un pinchazo en la fascia). En segundo lugar, la dimensión emocional-afectiva estaría relacionada con la experiencia emocional que produce ese estímulo, etiquetándolo como desagradable la persona que lo sufre, y como consecuencia aparece una respuesta ante el estímulo (p. ej., evitar actividades que produzcan dolor, como el ejercicio, para no sufrirlo). Por último, la dimensión cognitivo-evaluativa permite integrar toda la información que tiene el paciente respecto a su dolor, incluyendo los recuerdos de sus experiencias previas, el aprendizaje, los pensamientos y las creencias.[38] De esta forma se evalúa la situación vivida y se emite un juicio sobre ella, que con frecuencia suele ser del tipo «¿por qué me sucede esto a mí?» o «así no aguantaré más».

Centrándonos en la primera dimensión, debemos plantearnos qué repercusión puede tener el comportamiento del paciente en el dolor. Ciertas conductas del paciente, como el ejercicio no controlado o el sobresfuerzo sin atender a las limitaciones físicas, pueden agravar la intensidad del dolor y fomentar su mantenimiento. Por ello es fundamental entrenar al paciente para que sepa cómo responde su cuerpo y cuáles son sus limitaciones, para lo cual se propone la técnica del *biofeedback*. También pueden ser adecuadas técnicas como la relajación progresiva de Jacobson, en especial cuando aparece ansiedad. En la misma línea, es importante plantear objetivos y expectativas vitales realistas, dada la nueva situación del paciente con dolor. El sujeto debe adaptar su conducta a sus limitaciones producidas por el dolor, ya que ignorarlo sólo le conducirá a un aumento de la sensación de dolor.

En cuanto a la dimensión emocional, el dolor es vivido como desagradable y pueden aparecer conductas para evitarlo o disminuirlo. El objetivo terapéutico no es que el dolor sea experimentado como agradable, sino la conducta posterior del paciente. Es importante que no sobrestime el dolor, es decir, que su reacción conductual se ajuste a la cantidad de dolor vivido. Por ejemplo, si el agua fría o caliente produce dolor en una parte del cuerpo, sería un objetivo conseguir que el paciente no evite ducharse y que encuentre una manera de lavarse que le produzca menor malestar. Si no, cabe el riesgo de que aparezcan conductas de evitación y de que se anticipen las consecuencias negativas de no evitar aquello que provoca dolor, en lo cual vemos paralelismos con el comportamiento fóbico.

En algunos casos aparecen incluso ideas de suicidio para evitar definitivamente las situaciones dolorosas. Por lo tanto, debe ser un objetivo que el paciente pueda adaptar las actividades que llevaba a cabo antes de la aparición del dolor a su nueva situación sin que haya una ruptura total de su identidad. Para ello, es preciso generar una sensación de continuidad entre las metas previas y posteriores a la aparición del dolor, adaptando de forma realista los objetivos pasados a los presentes.

Finalmente, la dimensión cognitiva es la que requiere una mayor atención. En ella se trabajará con los pensamientos del paciente respecto a las experiencias de dolor. Se recurre a técnicas como el diálogo socrático, la flecha descendente u otras estrategias de reestructuración cognitiva. Son frecuentes en este tipo de pacientes las creencias irracionales, como «¿por qué me tiene que suceder esto a mí?» o «no he hecho nada para que me ocurra esto». Son típicas también las verbalizaciones del tipo «algo malo debo tener, si no no tendría dolor». Estos pensamientos refuerzan y aumentan la percepción de dolor, y facilitan la aparición de algunos síntomas psicopatológicos como la ansiedad, la depresión y el insomnio.[39]

En conclusión, la terapia psicológica está altamente indicada en este tipo de pacientes teniendo en cuenta las emociones negativas que experimentan, los pensamientos distorsionados que aparecen y las conductas disfuncionales y de evitación que presentan.

5.6 Otros tratamientos

A pesar de las diferentes estrategias farmacológicas, y sobre todo en los casos de neuralgia posherpética muy establecida, hay un grupo de pacientes en quienes es muy difícil conseguir una mejoría del dolor o ésta sólo se consigue parcialmente. En estos casos se pueden proponer otros tratamientos específicos controlados por las unidades de dolor (véase la tabla 4).[40]

– Terapias físicas no invasivas: estimulación eléctrica transcutánea (TENS), iontoforesis
– Anestésicos locales o intravenosos
– Bloqueantes de los receptores NMDA (ketamina)
– Bloqueos nerviosos simpáticos
– Estimulación eléctrica medular
– Bomba interna de morfina

Tabla 4.
Otros tratamientos de la neuralgia posherpética.

Bibliografía

1. Dworkin RH, Portenoy RK. Pain and its persistente in herpes zoster. Pain. 1996;67:241-51.
2. Dworkin RH, Johnson RW, Breuer J, Gnann JW, Levin MJ, Backonja M, *et al.* Recommendations for the management of herpes zoster. Clin Infect Dis. 2007;44:S1-26.
3. Herpes zóster y neuralgia postherpética. Butlletí d'Informació Terapéutica. 2001;13.
4. López E, Agustí A. Prevención de la neuralgia postherpética. Med Clin (Barc). 2008;130: 794-6.
5. Bowsher D. Pathophysiology of postherpetic neuralgia: towards a racional treatment. Neurology. 1995;45(suppl 8):56-7.
6. Gilron I, Watson P, Cahill CM, Moulin DE. Neurophatic pain: a practical guide for the clinician. CMAJ. 2006;175:265-75.
7. Dubinsky RM, Kabbani H, El-Chami Z, Boutwell C, Ali H; Quality Standards Subcommittee of the American Academy of Neurology. Practice parameter: treatment of postherpetic neuralgia. An evidence-based report of the Quality Standards Subcommittee of the American Academy of Neurology. Neurology. 2004;63:959-65.
8. Loeser JD. Herpes zoster and postherpetic neuralgia. Pain. 1986;25:149-64.
9. Galil K, Choo PW, Donahue JG, Platt R. The sequelae of herpes zoster. Arch Intern Med. 1997; 157:1209-23.
10. Gnann G Jr, Whitley RJ. Herpes zoster. N Engl J Med. 2002;347:340-6.
11. Gálvez R, Rejas J, Pérez M, Gómez M. Prevalencia del dolor neuropático en España: implicaciones clínicas, laborales y asistenciales. Med Clin (Barc). 2005;125:221-9.
12. Argoff CE. The coexistence of neuropathic pain, sleep, and psychiatric disorders: a novel treatment approach. Clin J Pain. 2007;23:15-22.
13. Baron R, Wasner G. Prevention and treatment of postherpetic neuralgia. Lancet. 2006;367:186-8.
14. Alper BS, Lewis PR. Does treatment of acute herpes zoster prevent or shorten postherpetic neuralgia? A systematic review of the literature. J Fam Pract. 2000;49:255-64.
15. Jackson JL, Gibbsons R, Meyer G, Inouye L. The effect of treating herpes zoster with oral acyclovir in preventing postherpetic neuralgia. A meta-analysis. Arch Intern Med. 1997;157:909-12.
16. Opstelten W, Zuithoff NP, van Essen GA, Van Lonn AM, Van Wijck AJ, Kalkman CJ, *et al.* Predicting postherpetic neuralgia in elderly primary care patients with herpes zoster: prospective prognostic study. Pain. 2007;132:S52-9.
17. Oxman MN, Levin MJ, Jonson GR, Shmader KE, Strauss SE, Gelb LD, *et al.,* and the Shingles Prevention Study Group. A vaccine to prevent herpes zoster and postherpetic neuralgia in older adults. N Engl J Med. 2005;352:2271-84.
18. Attal N, Gruccu G, Haanpää M, Hansson P, Jensen TS, Nurmikko T, *et al.* FNS guidelines on pharmacological treatment of neuropathic pain. Eur J Neurol. 2007;13:1153-69.
19. Dworkin RH, O'Connor AB, Bakonja M, Farrar JT, Finnerup NB, Jensen TS, *et al.* Pharmacologic management of neuropathic pain: evidence-based recommendations. Pain. 2007;132: 237-51.
20. Johnson RW, McElhaney. Postherpetic neuralgia in the elderly. J Clin Pract. 2009;63: 1386-91.
21. Gálvez R, Romero J, Ruiz S. Novedades en la estrategia analgésica de la polineuropatía diabética y la neuralgia postherpética. Manual práctico del dolor neuropático. Barcelona: Elsevier; 2010. pp. 227-40.
22. Finnerup NB, Otto M, McQuay HJ, Jensen TS, Sindrup SH. Algorithm for neuropathic pain treatment: an evidence based proposal. Pain. 2005;118: 289-305.
23. Ribera MV, Barutell C, Mora L, Mesas A, Medel J, Márquez E. Empleo de los fármacos antidepresivos y antiepilépticos en el dolor neuropático. En: Manual práctico del dolor neuropático. Barcelona: Elsevier; 2010. pp. 121-40.
24. Saarto T, Wiffen PJ. Antidepressants for neuropathic pain. Cochrane Database Syst Rev. 2007;4: CD005454.
25. Sindrup SH, Bach FW, Madsen C, Gram LF, Jensen TS. Venlafaxine versus imipramine in painful polyneuropathy: a randomized, controlled trial. Neurology. 2003;60:1284-9.
26. Wiffen PJ, Collins S, McQuay H, Carroll D, Jadad A, Moore A. Fármacos anticonvulsivantes para el dolor agudo y crónico. Revisión Cochrane traducida. En: La Biblioteca Cochrane Plus; 2008. Número 4. Oxford: Update Software Ltd. Disponible en: http://www.update-software.com.

27. Taylor CP. An update on the posible mechanisms of action of gabapentin. Dolor. 1999;14:237-42.

28. Rowbotham M, Harden N, Stacey B, Bernstein P, Magnus-Miller L. Gabapentin for the treatment of postherpetic neuralgia: a randomized controlled trial. JAMA. 1998;280:1837-42.

29. Frampton JE, Foster RH. Pregabalin in the treatment of postherpetic neuralgia. Drugs. 2005;65: 111-8.

30. Rowbotham MC, Twilling L, Davies PS, Reisner L, Taylor K, Mohr D, et al. Oral opioid therapy for chronic peripheral and central neuropathic pain. New Engl J Med. 2003;348:1223-32.

31. Hollingshead J, Dümke RM, Cornblath DR. Tramadol for the neurophatic pain. Cochrane Database Syst Rev 2006;3:CD003726.

32. Watson CP, Babul N. Efficacy of oxycodone in neuropathic pain: a randomized trial in postherpetic neuralgia. Neurology. 1998;50:1837-41.

33. Eisenberg E, McNicol ED, Carr DB. Efficacy and safety of opioid agonists in the treatment of neuropathic pain of nonmalignant origin: systematic review and metaanalysis of randomized controlled trials. JAMA. 2005;293:3043-52.

34. Khaliq W, Alam S, Puri N. Topical lidocaine for the treatment of postherpetic neuralgia. Cochrane Database Syst Rev 2007;2:CD00 4846.

35. Ho KY, Huh BK, White WD, Yeh CC, Miller EJ. Topical amitriptyline versus lidocaine in the treatment of neuropathic pain. Clin J Pain. 2008;24:51-5.

36. Watson CP, Tyler KL, Bickers DR, Millikan LE, Smith S, Coleman E. A randomized vehicle-controlled trial of topical capsaicin in the treatment of postherpetic neuralgia. Clin Ther. 1993;15:510-26.

37. Melzack R, Casey KL. Sensory, motivational and central control determinants of pain. En: Kenshalo D, editor. The skin senses. Springfield, Ill: Thomas; 1968. pp. 423-39.

38. Neeman M, Dryden W. Cognitive behavior therapy. London: Whurr Publishers; 2006.

39. Lega LI, Caballo VE, Ellis A. Teoría y práctica de la terapia racional emotiva-conductual. Madrid: Siglo XXI; 2002.

40. Gálvez, R, Romero J, Ruiz S. Novedades en la estrategia analgésica de la polineuropatía diabética y la neuralgia postherpética. En: Manual práctico del dolor neuropático. Barcelona: Elsevier; 2010. pp. 227-40.

Capítulo 5

Efecto de la vacunación sistemática de la varicela sobre la incidencia del herpes zóster en el adulto

F.A. MORAGA-LLOP

Unidad de Patología Infecciosa e Inmunodeficiencias en Pediatría
Hospital Universitari Vall d'Hebron
Universidad Autónoma de Barcelona
Barcelona

Dirección para correspondencia
Dr. Fernando A. Moraga-Llop
fmoraga@acmcb.es

*«La vacuna frente al herpes zóster es la primera vacuna que no previene
una infección sino la reactivación de una infección anterior.»*
L. Salleras

1 Vacuna frente a la varicela. Una larga historia en Japón, Europa y Estados Unidos

La varicela es, actualmente, la enfermedad exantemática más frecuente en la población infantil de los países desarrollados, después de la disminución de la incidencia del sarampión y la rubéola por la inmunización sistemática con la vacuna triple vírica (véase la figura 1). Esta situación está cambiando en los países que ya han incorporado la vacuna de la varicela al calendario de inmunizaciones sistemáticas.

La vacuna de la varicela se ha incluido en el arsenal de las inmunizaciones como la primera vacuna comercializada frente a un herpesvirus humano. La vacuna frente al virus herpes simple tipo 2 está en fase de ensayos clínicos y se continúa investigando sobre otra muy necesaria frente a otro miembro de la familia *Herpesviridae*, el citomegalovirus.

La historia de la vacuna de la varicela comienza hace ahora cuarenta años, a principios de la década de 1970, y las tres vacunas comercializadas proceden de la cepa japonesa Oka, después de haber fracasado el desarrollo de otra cepa vacunal candidata (KMcC), por su elevada reactogenicidad.

En 1974, Takahashi *et al.*,[1] publicaron los primeros ensayos clínicos con una vacuna de la varicela de virus vivos atenuados. Se trataba de una cepa obtenida de las vesículas de un niño japonés de tres años con varicela, de nombre Oka, que se cul-

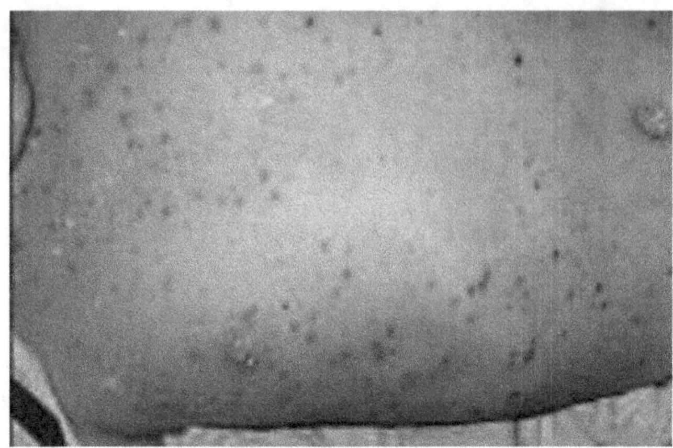

Figura 1.
Exantema característico de la varicela.

tivó en fibroblastos de pulmón de embrión humano, en fibroblastos de embrión de cobaya y en células diploides humanas. Esta vacuna fue registrada en Japón (Instituto Biken, cepa Oka/Biken) en 1986 y en Corea en 1988, y en ambos países se autorizó para uso exclusivo en pacientes inmunodeprimidos. Poco tiempo después, en 1989, se autorizó para la vacunación de niños sanos en estos dos países. La vacuna liofilizada es estable durante tres años a –20 ºC y mantiene su actividad durante un año a una temperatura de 4 ºC. La vacuna está recomendada como inmunización universal en Japón.

A partir de 1984, en España y en otros países de Europa se registró la vacuna antivaricela SK&F® (SmithKline French), que es muy termolábil y debe mantenerse a –20 ºC, para su utilización exclusiva en pacientes inmunodeprimidos. Esta vacuna, con una cepa Oka similar a la japonesa y a la americana, se reformuló y lleva estabilizadores, con lo cual se puede conservar a una temperatura entre +2 y +8 ºC. En 1997 se autorizó en nuestro país como especialidad farmacéutica de uso hospitalario (*Varilrix*®, GlaxoSmithKline, cepa Oka/SmithKline Beecham) y está disponible, en la actualidad, bajo esta dispensación.

En 1995, la Food and Drug Administration (FDA) autorizó en Estados Unidos otra vacuna de la varicela de virus vivos atenuados, aislados en células de pulmón de embrión humano y atenuados en células embrionarias de cobaya y células diploides humanas (*Varivax*®, Merck and Co., cepa Oka/Merck). Se conserva a una temperatura igual o inferior a –15 ºC, está indicada en niños a partir de los 12 meses de edad y en adultos sanos que no hayan padecido la varicela, y se incluyó en el calendario de vacunaciones sistemáticas en enero de 1997. *Varivax*® (Sanofi Pasteur MSD) está comercializada en España desde el año 2005, con distribución en farmacias. Se puede administrar a partir de los doce meses de edad y su posología actual es de dos dosis, según la ficha técnica de 2009.

La utilización sistemática de la vacuna de la varicela logrará en los próximos decenios la eliminación de la enfermedad en las áreas donde se alcancen coberturas elevadas, superiores al 95 %, como ha ocurrido con otra enfermedad exantemática, el sarampión, eliminada de América y de algunos países europeos, y con el objetivo por parte de la Región Europea de la Organización Mundial de la Salud (OMS) de su eliminación en los países que la integran, siguiendo los pasos de la viruela y la poliomielitis.

Este futuro prometedor se facilitará también, como en otras políticas de inmunización, con la introducción de una vacuna combinada que se autorizó en 2005 en EEUU y en 2006 en Europa. La estrategia consistente en la administración de una forma combinada tetravalente o vacuna tetravírica (combinación de las vacunas triple vírica y de la varicela) facilitará y simplificará la incorporación de la vacuna de la varicela en el calendario de inmunizaciones, sobre todo en aquellos países que no administraban su forma monovalente.

Sesenta años después de que Weller y Stoddard (1952) aislaran por primera vez, en cultivo celular de muestras de líquido vesicular de enfermos con varicela, el virus de la varicela, que después observaron que también era el causante del herpes zóster, la prevención de la varicela mediante la inmunización es una realidad. Esta vacuna ha dado origen a la del herpes zóster, con lo cual se ha completado la profilaxis vacunal de la infección por el virus varicela-zóster (VVZ) (véase la tabla 1).

Vacuna	**Contenido de virus en UFP**
Vacuna monovalente de la varicela (*Varivax*®)	≥ 1.350
Vacuna combinada de la varicela o tetravírica (*ProQuad*®)	≥ 3.990
Vacuna frente al herpes zóster (*Zostavax*®)	≥ 19.400

UFP: unidades formadoras de placas.

Tabla 1.
Vacunas frente a la infección por el virus varicela zóster
(cepa Oka/Merck, virus atenuados, células diploides humanas).

2   Barreras frente a la vacunación sistemática de la varicela

La vacuna frente al VVZ se incorporó, en 1996, al calendario de vacunaciones sistemáticas del niño sano en EEUU (primer país en incluirla), en el segundo año de vida. Diez años después, durante el periodo 2005-2007, se constató la necesidad de administrar una segunda dosis, que se introdujo finalmente en el calendario de 2007 a los 4-6 años de edad, de forma similar a lo que había sucedido con la vacuna triple vírica. El impacto de la vacunación fue espectacular, con una disminución significativa de la morbilidad en todas las edades, incluso en los grupos que no habían sido objeto de ella. Además, se observó un descenso del número de hospitalizaciones por complicaciones de la varicela y de su letalidad.

Una única dosis de vacuna es efectiva en la prevención del 80 % al 85 % de los casos de enfermedad, en cualquiera de sus formas clínicas, y del 95 % o más de las varicelas graves. En EEUU, según la cobertura vacunal de los diferentes estados, el programa de vacunación redujo la incidencia de la enfermedad en un 53 % a 94 %, las hospitalizaciones en un 75 % a 88 % y la letalidad en más del 74 %, con una disminución del coste económico del 74 %.[2] Así se superaba la primera preocupación o barrera de esta vacunación que algunos habían señalado: la duración de la respuesta inmunitaria protectora vacunal y el impacto sobre la enfermedad a prevenir.

Una segunda barrera que se planteó a esta inmunización fue si tras la vacunación de la población pediátrica, al disminuir la circulación del virus en los niños, los no vacunados tendrían menos probabilidades de entrar en contacto con el virus durante la infancia que en la época prevacunal, lo que podría incrementar a medio y largo plazo la proporción de adolescentes y adultos jóvenes susceptibles a la enfermedad.[3] Esto podría tener consecuencias negativas en el futuro, puesto que en la edad adulta la enfermedad suele ser más grave y las complicaciones más frecuentes.[4] En definitiva, se correría el riesgo de convertir una enfermedad benigna de los niños en una enfermedad grave de los adultos.[4] De todas formas, la mayoría de los expertos minimizan este hipotético efecto negativo de la vacunación universal.[4-9] De hecho, la experiencia con otras vacunas y los resultados de varios modelos matemáticos[10,11] hacen prever que, con una vacunación universal, el efecto neto a medio y largo plazo en el total de la población sería con toda probabilidad favorable a la vacuna, con una disminución clara de la incidencia de casos y complicaciones de la enfermedad, tanto en los niños como en los adultos, aunque aumentara la proporción de casos declarados en la población adulta.

Una tercera barrera sería qué podría ocurrir con los adultos infectados durante su infancia en relación a la incidencia posterior de herpes zóster. Estos individuos tendrán menos probabilidades de entrar en contacto nuevamente con el virus y de sufrir reinfecciones inaparentes que refuercen su inmunidad celular (efecto *booster* externo), que es fundamental para la prevención del zóster, y por tanto aumentaría la incidencia del herpes. En los niños leucémicos vacunados de la varicela, tanto la exposición domiciliaria al virus como la administración de dosis adicionales de vacuna se correlacionan estrechamente con una mayor protección frente al zóster.[12] Un estudio de casos y controles efectuado en Reino Unido ha encontrado una asociación estadísticamente significativa entre el contacto con casos de varicela o con niños y un menor riesgo de padecer herpes zóster en la edad adulta (véase la tabla 2).[13] Brisson *et al.*[3] han llegado a conclusiones semejantes en un estudio efectuado en este mismo país, en el cual se comparó la incidencia de herpes zóster en los adultos en relación a la presencia de niños en el hogar (véase la figura 2); convivir con niños tiene un efecto protector frente a la presentación posterior de herpes zóster, de forma estadísticamente significativa ($p < 0{,}001$). Hace casi medio siglo, Hope-Simpson[14] también observó y señaló que la incidencia de herpes zóster era menor en los pediatras, por su mayor contacto con niños.

No se conoce bien la importancia del refuerzo de la inmunidad celular contra el VVZ por exposición al virus exógeno frente a la reactivación endógena viral. Por tanto, se podría formular la pregunta de si tras la vacunación pediátrica aumentaría, al cabo de unos años, la incidencia de herpes zóster en la edad adulta. Los trabajos de Brisson *et al.*[3,15] publicados en 2002 contribuyeron a señalar esta alerta. Estos autores elaboraron un modelo matemático para describir la protección frente al herpes zóster por la

Contacto con niños	Casos (n=244) n (%)	Controles (n=485) n (%)	OR (IC95 %)	ORa (IC95 %)
Ninguno	233 (95,5)	436 (89,9)	1,00	1,00
≤ 5 años de duración	10 (4,1)	28 (5,8)	0,37 (0,13-1,06)	0,94 (0,27-2,99)
> 5 años de duración	1 (6,1)	21 (4,3)	0,06 (0,01-0,50)	0,19 (0,02-1,79)

IC95 % = intervalo de confianza del 95 %; OR = *odds ratio* bruta univariable; ORa: OR ajustada por otros contactos sociales con niños.

Tabla 2.
Contacto con niños por motivos profesionales (guardería, escuela, centro sanitario)
y riesgo de contraer herpes zóster en la edad adulta.[13]

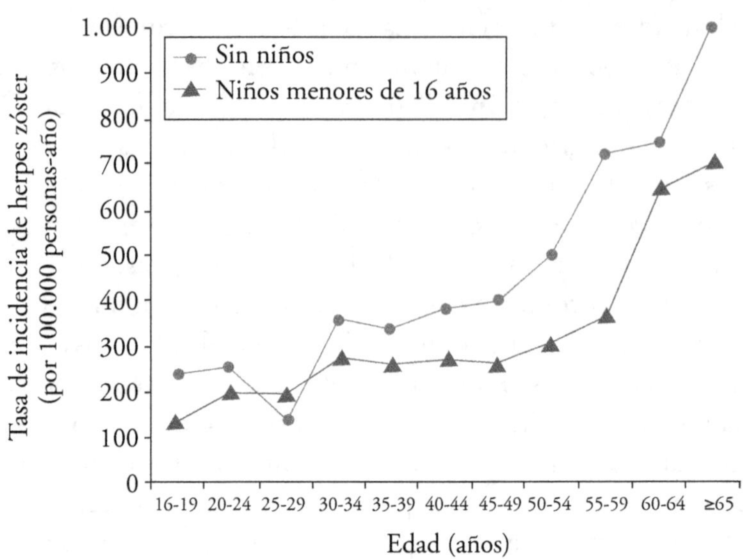

Figura 2.
Incidencia específica por edades del primer episodio de herpes zóster en adultos
con y sin niños en la familia (Inglaterra y Gales, 1991-1992).[3]

exposición natural al virus salvaje de la varicela. En este modelo se ha analizado el posible efecto negativo de la vacunación universal frente a la varicela en la incidencia de herpes zóster en la población adulta a medio y largo plazo, durante los primeros 30 a 50 años del programa vacunal. El aumento máximo de incidencia se produciría alrededor de 20 años después del inicio de la vacunación, con un valor un 51 % superior al de las cifras prevacunales. La población de edad comprendida entre 10 y 44 años en el momento de la puesta en marcha de la vacunación será la más afectada según este modelo matemático, y su riesgo durante toda la vida supera el 50 %, frente al 33 % del periodo prevacunal.[3]

Las proyecciones del modelo elaborado por estos autores predicen la eclosión de una «epidemia» de herpes zóster entre los individuos que al inicio del programa de vacunación universal tengan entre 5 y 49 años.[15] Esta supuesta epidemia incrementaría en un 50 % el número de casos de herpes zóster en estos grupos de población. Según Hambleton y Gershon,[9] la aplicación de este porcentaje a la incidencia actual de herpes zóster en las personas de 65 años o más de edad supondría un incremento de hasta 16 casos por 1.000 personas-año en la incidencia de la enfermedad en este grupo de edad. La tasa actual de zóster en los individuos inmunodeprimidos es entre 4 y 20 veces mayor, y no se considera epidémica.[9] Además, las investigaciones llevadas a cabo en individuos inmunodeprimidos han hallado una menor mortalidad por zóster que por varicela.[16,19]

Por todo ello, es difícil que se cumpla la predicción de Brisson *et al.*[3] de que, a largo plazo, el incremento de las muertes por zóster sobrepasaría a las muertes por varicela evitadas como consecuencia de la puesta en marcha de la vacunación universal de la población infantil a los 15 meses de edad.[9] A largo plazo, la incidencia del zóster disminuiría a cifras más bajas que en la época prevacunal, a medida que las cohortes vacunadas lleguen a la edad adulta, por la menor capacidad de reactivación del virus vacunal. En otro modelo matemático, Karhunen *et al.*[20] indican un aumento de la incidencia de zóster en la población finlandesa en los próximos 50 años, a expensas de las personas mayores de 35 años.

El aumento de la morbilidad del herpes zóster que vaticinan algunos autores, por la disminución de la circulación del virus salvaje como consecuencia de la vacunación contra la varicela, no se ha demostrado 15 años después de la inmunización sistemática en EEUU. Además, en caso de que se presentase este incremento se dispone ya de una vacuna para el herpes zóster, actualmente autorizada a partir de los 60 años de edad en EEUU y de los 50 años en Europa.[21]

3   La dinámica cambiante de la infección por el virus varicela-zóster: vacunación contra la varicela, circulación del virus e incidencia de las enfermedades causadas por él

La varicela y el herpes zóster son dos enfermedades producidas por el mismo patógeno: el VVZ. La varicela es la infección primaria, una enfermedad exantemática característica de la infancia, aunque también afecta a adultos jóvenes. Desde la piel, los virus localizados en las lesiones de la varicela ascienden por los axones hasta el cuerpo de las neuronas de los ganglios sensitivos de la médula espinal y del trigémino, donde permanecen en estado de latencia durante toda la vida. El herpes zóster o infección secundaria afecta principalmente a los adultos mayores de 60 años (factor de riesgo importante) y a los pacientes inmunodeprimidos de cualquier edad. Se caracteriza por una erupción vesicular unilateral, localizada en el dermatoma inervado por las raíces sensoriales de los ganglios craneales, dorsales o lumbosacros inflamados, como consecuencia de la reactivación endógena del virus, que ha permanecido latente desde la infección primaria, y que se acompaña de dolor que puede ser muy intenso. La infección latente se produce en la mayoría de las personas primoinfectadas por este virus, pero sólo el 25 % a 30 % desarrolla un herpes zóster en algún momento de su vida.[22] La reactivación con multiplicación del virus se produce cuando disminuye la inmunidad celular específica por debajo de unos valores que impiden el mantenimiento de la latencia del virus, por efecto de la inmunosenescencia, por enfermedades, por tratamientos inmunosupresores en pacientes de cualquier edad, o por estrés o fiebre mientras se mantiene la inmunidad humoral. La evidencia científica disponible indica que la inmunidad frente al VVZ se refuerza periódicamente, bien por la exposición al virus salvaje o como consecuencia de una reactivación silenciosa del virus latente, que refuerza la inmunidad celular frente a este virus sin producir la enfermedad.[23]

El herpes zóster también puede presentarse en personas vacunadas (véase la figura 3), causado tanto por el virus salvaje como por el vacunal. Se ha demostrado que el virus vacunal de la varicela puede permanecer latente y reactivarse más tarde para causar un herpes zóster, en personas sanas y en inmunodeprimidos.[24] Sin embargo, la capacidad de latencia y replicación es menor para el virus vacunal, que está atenuado, que para el que produce la enfermedad, por lo que el herpes zóster es más frecuente después de la infección natural que de la vacunación. Además, la cepa vacunal llega menos a los nervios sensoriales, ya que la viremia y la afectación cutánea son menores tras la vacunación que si se padece la enfermedad.

Los datos de vigilancia epidemiológica indican que el riesgo de herpes zóster es menor en los niños inmunocompetentes vacunados que en los que han tenido la infección natural. Un estudio poblacional[25] señala una incidencia de herpes zóster en niños y adolescentes, menores de 20 años, de 2,6 por 100.000 dosis de vacuna distribuidas, y de 68 por 100.000 personas-año después de la infección natural. Sin embar-

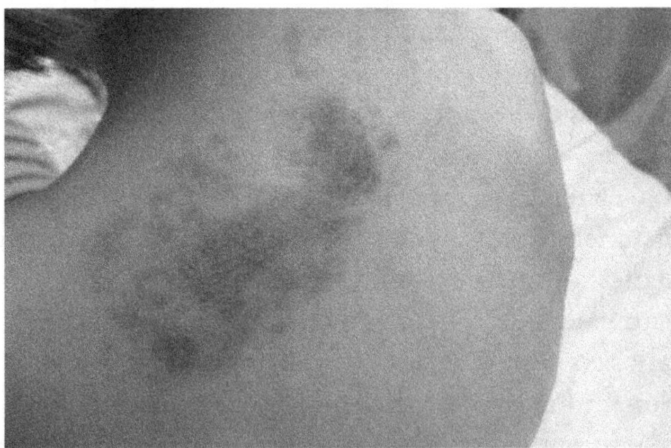

Figura 3.
Herpes zóster en un niño vacunado dos años antes con una dosis de vacuna de la varicela.

go, hay que tener en cuenta que, en este estudio,[25] para los casos de herpes zóster por el virus salvaje el sistema de vigilancia fue activo y durante periodos de tiempo más prolongados que los de vigilancia pasiva poscomercialización. También se ha identificado el virus de tipo salvaje en personas con herpes zóster después de la vacunación, lo que indica el padecimiento previo de una varicela y que, por tanto, el herpes zóster posvacunal puede ser causado por ambos virus.[25]

Un aspecto interesante a conocer es el riesgo de aparición de herpes zóster en las personas que se han vacunado con la actual estrategia de dos dosis y en aquellas que han padecido el síndrome de la varicela modificada por la vacunación (*breakthrough varicela*), y que están infectadas, por tanto, primero por el virus vacunal y después por el virus salvaje.

En estudios realizados en EEUU[26,27] la incidencia de herpes zóster en los niños vacunados sanos no ha aumentado: en los inmunizados de 1 a 17 años de edad se sitúa en 14 casos por 100.000 personas-año de observación,[28] mientras que la incidencia en la era prevacunal en los niños de 5 a 19 años era de 30 casos por 100.000 personas-año de observación.[29] Sin embargo, hay que considerar que no todos los niños habían pasado la varicela, por lo que la tasa sería todavía más alta.

También se dispone de información sobre la frecuencia del herpes zóster en los niños inmunodeficientes vacunados y en aquellos que tuvieron la enfermedad. Los niños con leucemia que han padecido la varicela presentan con más frecuencia herpes zóster que los niños sanos, y en el estudio colaborativo del National Institute of Allergy and Infectious Diseases (NIAID) se ha observado que su incidencia es significativamente más alta que en los niños leucémicos vacunados (15 % frente a 2 %).[30] En Japón, un estudio halló herpes zóster en 8 (15 %) de 52 niños vacunados y en 11 (18 %) de 63 niños con antecedentes de varicela, y en EEUU ninguno de 34 niños leucémicos vacunados y 15 (21 %) de 73 con antecedentes de varicela tuvieron herpes zóster (p = 0,001).[24] En otro trabajo realizado con niños afectados de leucemia controlados durante una media de 4,1 años (intervalo: 6 meses a 10 años), la incidencia de herpes zóster fue tres veces más baja en los vacunados que en los que habían padecido la enfermedad.[2] En un estudio de 10 años de duración en niños vacunados que recibieron un trasplante renal, la tasa de incidencia de herpes zóster fue del 7 % en los vacunados, del 13% en los que tuvieron varicela antes del trasplante y del 38 % en los que la padecieron después del trasplante.[31] El herpes zóster también fue más frecuente en los vacunados que presentaron un exantema posvacunal que en los que no lo tuvieron.[24]

Las razones que justifican la menor incidencia de herpes zóster después de la vacunación que de la infección natural son tres:

- Al ser una vacuna atenuada, el virus es menos patógeno que el virus salvaje y tiene una menor capacidad de reactivación.
- Habitualmente el virus vacunal no produce exantema vesicular, por lo que su vía de migración desde la piel al ganglio espinal es menos frecuente. El desarrollo posterior de herpes zóster es muy superior en los niños leucémicos que desarrollan exantema posvacunal que en los vacunados que no lo presentan.
- El virus vacunal no suele producir viremia, a diferencia del virus salvaje, y por tanto la vía hematógena de transmisión al ganglio no se produce.

Por todo ello, la capacidad de reactivación del virus vacunal es cualitativamente y cuantitativamente menor que la del virus salvaje, es decir, el herpes zóster en los vacunados es menos frecuente que tras la infección natural.

4   Vacunación sistemática de la varicela y aumento de la incidencia de herpes zóster en el adulto

Como señala Domínguez García,[32] es muy difícil predecir la influencia de los programas de vacunación de la varicela en la incidencia a largo plazo del herpes zóster. Sin embargo, en EEUU, hasta ahora la frecuencia es más baja en las personas vacunadas que en las que han padecido la enfermedad.[33,34] Con los años, cuando las cohortes vacunadas sustituyan a las infectadas por el virus salvaje, deberían reducirse tanto la varicela como el herpes zóster, ya que el virus vacunal se reactiva menos que el salvaje. Además, en un grupo de enfermos en que la incidencia de herpes zóster es alta, como son los niños leucémicos y los sometidos a trasplante, la frecuencia de esta enfermedad es menor en los vacunados que en los no vacunados.[30,31] Algunos autores proponen la vacunación de los adultos como una estrategia para reforzar la memoria inmunitaria en edades avanzadas, y así evitar la aparición de herpes zóster.[35,36]

En la actualidad están en marcha varios estudios de vigilancia del herpes zóster en EEUU, sin que hasta el momento se haya observado un incremento de la enfermedad, aunque probablemente todavía es pronto, pues sólo han transcurrido 10 años desde el inicio de la vacunación masiva.[36] En estudios llevados a cabo en California, Texas y Filadelfia, en poblaciones con una moderada cobertura vacunal contra la varicela, se ha observado un descenso importante de la incidencia de la enfermedad y hasta el momento no se ha detectado un incremento de la incidencia de herpes zóster en el adulto.[37,38] Sólo en un estudio efectuado en Massachussets se ha encontrado un aumento de la incidencia de herpes zóster en la época posvacunal.[39] Veamos los tres estudios más importantes que se han realizado, cuyos resultados hasta ahora no son concluyentes.[40]

En Seattle, Washington, en una *Group Health Cooperative*, se llevó a cabo un estudio[36] con la finalidad de establecer la incidencia basal de varicela y de herpes zóster en la era prevacunal (1992-1995), y evaluar la repercusión del programa vacunal de la varicela en la incidencia de ambas enfermedades durante el periodo posvacunal 1996-2002. La frecuencia de herpes zóster se mantuvo estable, mientras que la de la varicela disminuyó un 65 %. La incidencia cruda de herpes zóster fluctuó con el tiempo y después aumentó de 3,92 casos por 1.000 personas-año durante 1996 a 4,48 casos por 1.000 personas-año en 2002 (p < 0,001). Sin embargo, puesto que el riesgo de herpes zóster aumenta con la edad, toda comparación de tasas de incidencia entre estudios y años debe realizarse tras ajustar la edad a una población normal. Este incremento no se observó cuando la incidencia se ajustó por la edad, y después de fluctuar ligeramente con el tiempo alcanzó un máximo en 1992 con 4,05 casos por 1.000 personas-año y un mínimo de 3,47 casos por 1.000 personas-año en 2000; en el último año del estudio (2002), la incidencia fue de 3,71 casos por 1.000 personas-año. La incidencia anual de herpes zóster específica por edad aumentó con ésta y varió ligeramente con el tiempo, sin que se observara una tendencia clara. Whitley[41] comenta en un editorial respecto a este artículo de Jumaan *et al.*[36] que, aunque la incidencia de herpes zóster se incrementase al principio en el adulto, disminuiría posteriormente conforme aumentaran las cohortes de vacunados.

Datos de un segundo estudio de dos organizaciones sanitarias de Oregón y Washington correspondientes al periodo 1997-2002 no mostraron incrementos en las tasas de incidencia del herpes zóster, excepto en el grupo de niños de 10 a 17 años, en quienes se atribuyó al mayor uso de corticosteroides orales.[24,42]

Un tercer estudio[39] realizado en Massachussets durante el periodo 1998-2003 demostró un aumento de la incidencia total de herpes zóster ajustada por la edad del 90 %, pasando de 2,77/1.000 a 5,25/1.000, y esta tendencia, tanto cruda como ajustada, fue estadísticamente significativa (p < 0,001). En los mismos años, la varicela disminuyó de 16,5/1.000 a 3,5/1.000, es decir, un 79 %; el descenso fue ≥ 66 % para todos los grupos de edad excepto los adultos (27 % de disminución). La metodología del estudio (encuesta telefónica, sin validación de diagnósticos) no tuvo en cuenta el posible efecto del aumento de otras enfermedades o tratamientos (inmunosupresores), por lo que los autores concluyen que si el aumento observado en la incidencia de herpes zóster es real, la vacunación sistemática frente a la varicela es solamente una de las varias posibles explicaciones. Afirman que se requieren más estudios para comprender los diferentes factores de riesgo y el posible papel del *boosting* interno, por una reactivación subclínica, y del *boosting* externo, por exposición al virus circulante, para prevenir o retrasar la aparición de herpes zóster, y conocer las tendencias o fluctuaciones temporales de la incidencia del herpes zóster, como sucede en muchas enfermedades infecciosas. En otro estudio poblacional[43] también se halló un incremento del 22 % en la incidencia de herpes zóster entre los años 1996 y 2001.

Un análisis de una base de datos nacional[44] de incidencia total de herpes zóster encontró, durante los años posvacunales 2000 y 2001, cifras concordantes con las comunicadas antes de la introducción de la vacuna.[45]

Algunos estudios han demostrado un incremento de la incidencia de herpes zóster mucho antes de que estuviese disponible la vacuna de la varicela, o en ausencia de un programa de vacunación.[46,48] En Minnesota, entre finales de 1940 y 1950 se observaron aumentos del herpes zóster de un 28 % en las mujeres y de un 41 % en los hombres,[47] y del 35 % en Canadá entre 1979 y 1997.[46] Otros estudios realizados en Reino Unido y Canadá han demostrado también un aumento de la incidencia de herpes zóster en ausencia de vacunación.[40]

La edad y el estado inmunitario son factores de riesgo de presentación del herpes zóster bien conocidos, pero debido a que también pueden influir otros factores es necesario tener en cuenta las tendencias temporales de su incidencia, independientemente del posible impacto del programa de vacunación de la varicela sobre la epidemiología del herpes zóster, en especial en los adultos a partir de 50-60 años de edad, grupo para el cual ya se dispone de una vacuna preventiva del herpes zóster en algunos países, como EEUU[49] y Canadá (en Europa todavía no).

Conclusiones

Algunos autores han señalado el posible aumento de la incidencia de herpes zóster en los adultos como una barrera para introducir la vacunación sistemática de la varicela en los calendarios pediátricos.

En las personas que ya han padecido la varicela, la exposición exógena al virus circulante y la reactivación endógena subclínica del virus latente son los dos mecanismos de refuerzo de la inmunidad para prevenir o retrasar la aparición de herpes zóster.

La capacidad de latencia, replicación y reactivación del virus vacunal de la varicela es menor que la del virus salvaje, por lo que el herpes zóster que aparece tras la varicela es más frecuente que el posvacunal.

El incremento de la incidencia de herpes zóster posvacunal en el adulto respecto a la observada antes de la introducción de la vacuna de la varicela sólo se ha señalado en algunos estudios y modelos matemáticos, pero hay que considerar las tendencias temporales de esta infección, como ocurre en otras enfermedades infecciosas, así como algunos sesgos metodológicos de estos trabajos. Por tanto, se puede afirmar que, en el momento actual, los estudios no son concluyentes y no se puede fundamentar esta preocupación. A largo plazo, la incidencia de herpes zóster en el adulto disminuirá, a medida que las cohortes vacunadas frente a la varicela lleguen a la edad adulta.

La vacuna frente al herpes zóster reduce de forma importante la morbilidad por esta enfermedad y la neuralgia posherpética en los adultos de edad avanzada.

La vacunación sistemática de la varicela con dos dosis en el niño, en el segundo año de vida, y la vacunación sistemática del herpes zóster del adulto mayor de 50 años, son dos medidas fundamentales para la prevención de las infecciones por el VVZ, la primaria y la secundaria, que son dos enfermedades imposibles de separar. La vacunación frente al herpes zóster sería una forma de evitar el posible aumento de su incidencia, si éste se produjese a consecuencia de la vacunación sistemática contra la varicela.

Bibliografía

1. Takahashi M, Otsuka T, Okuno Y, Asano Y, Yazaki T. Live vaccine used to prevent the spread of varicella in children in hospital. Lancet. 1974;2:1288-90.

2. Marin M, Meissner HC, Seward JF. Varicella prevention in the United States: a review of successes and challenges. Pediatrics. 2008;122: e744-51.

3. Brisson M, Gay N, Edmunds WJ, Andrews NJ. Exposure to varicella boosts immunity to herpes-zoster: implications for mass vaccination against chickenpox. Vaccine. 2002;20:2500-7.

4. Salleras L, Salleras M, Domínguez A, Prat A, Navas E. Varicela en el adolescente y adulto. Carga de la enfermedad y potencial de prevención mediante la vacunación. Vacunas. 2005;6:92-106.

5. Salleras L, de Arístegui J. Vacunación frente a la varicela: ¿selectiva o universal? Vacunas. 2001;2(supl 1):S1-4.

6. Plotkin SA. Une reáction aux conclusions de la conférence de consensus sur le VZV. Virologie. 1998;2:494-6.

7. Moraga FA, Campins M. Prevención de la varicela. ¿Es suficiente la estrategia vacunal actual? Vacunas. 2005;3:73-6.

8. Moraga FA, Campins M. Vacuna de la varicela. Una inmunización del niño y del adulto. Enferm Infecc Microbiol Clin. 2000;18:516-8.

9. Hambleton S, Gershon AA. The impact of varicella vaccination in the United States. Sem Pediatr Infect Dis. 2005;16:38-43.

10. Halloran ME, Cochi SL, Lieu TA, Wharton M, Fehrs L. Theoretical effects of routine varicella immunisation of pre-school children in United States. Am J Epidemiol. 1994;140:81-104.

11. Halloran ME. Epidemiologic effects of varicella vaccination. Infect Dis Clin North Am. 1996;10:631-55.

12. Gershon A, LaRussa P, Steinberg S, Lo SH, Mervish N, Meier P. The protective effect of immunologic boosting against zoster: an analysis in leukemic children who were vaccinated against chickenpox. J Infect Dis. 1996;173:450-3.

13. Thomas SL, Wheeler JG, Hall AJ. Contacts with varicella or with children and protection against herpes zoster in adults: a case-control study. Lancet. 2002;360:678-82.

14. Hope-Simpson RE. The nature of herpes zoster: a long-term study and new hipothesis. Proc R Soc Med. 1965;58:9-20.

15. Brisson M, Edmunds WJ. The cost-effectiveness of varicella vaccination in Canada. Vaccine. 2002;20: 1113-25.

16. Feldman S, Hugues WT, Daniel C. Varicella in children with cancer: 77 cases. Pediatrics. 1975;80:388-97.

17. Feldman S, Hugues WT, Kim HY. Herpes zoster in children with cancer. Am J Dis Child. 1973;126: 178-84.

18. Shepp D, Dandliker P, Meyers J. Current therapy of varicella zoster virus infection in immunocompromised patients. Am J Med. 1988;85(suppl 2A):96-8.

19. Whitley R, Hitly M, Haynes R, Bryson Y, Connor JD, Soong SJ, et al. Vidarabine therapy of varicella in immunosuppressed patients. J Pediatr. 1982; 101:125-31.

20. Karhunen M, Leino T, Salo H, Davidkin I, Kilpi T, Auranen K. Modelling the impact of varicella vaccination on varicella and zoster. Epidemiol Infect. 2010;138:469-81.

21. Oxman MN, Levin MJ, Johnson GR, Schmader KE, Straus SE, Gelb LD, et al. A vaccine to prevent herpes zoster and postherpetic neuralgia in older adults. N Engl J Med. 2005;352:2271-84.

22. Holodniy M. Prevention of shingles by varicella zoster virus vaccination. Expert Rev Vaccines. 2006; 5:431-43.

23. Salleras L, Salleras M. Historia natural de la infección por el virus de la varicela zóster. Vacunas. 2009;10:125-9.

24. Gershon AA, Takahashi M, Seward JF. Varicella vaccine. En: Plotkin SA, Orenstein WA, Offit PA, editores. Vaccines. 5th ed. Philadelphia: Saunders Elsevier; 2008. pp. 915-58.

25. American Academy of Pediatrics. Committee on Infectious Diseases. Varicella vaccine update. Pediatrics. 2000;105:136-41.

26. Plotkin SA, Starr S, Connor K, Morton D. Zoster in normal children after varicella vaccine. J Infect Dis. 1989;159:1000-1.

27. White CJ. Clinical trials of varicella vaccine in healthy children. Infect Dis Clin North Am. 1996;10:595-608.

28. White CJ. Letter to the editor. Pediatrics. 1992; 89:354.

29. Guess HA, Broughton DD, Melton LJ, Kurland LT. Epidemiology of herpes zoster in children and ado-

lescents: a population-based study. Pediatrics. 1985;76:512-7.

30. Lawrence R, Gershon AA, Holzman R, Steimberg SP, for the NIAID varicella vaccine collaborative study group. The risk of zoster after varicella vaccination in children with leukemia. N Engl J Med. 1988;318:543-8.

31. Broyer M, Tete MJ, Guest G, Gagnadoux MF, Rouzioux C. Varicella and zoster in children after kidney transplantation: long term results of vaccination. Pediatrics. 1997;99:35-9.

32. Domínguez García A. Vacuna de la varicela: ¿desplazamiento de la enfermedad a la edad adulta? ¿Aumento de la incidencia de herpes zóster? En: Campins Martí M, Moraga Llop FA, editores. Vacunas 2004. Barcelona: Prous Science; 2004. pp.127-38.

33. Centers for Disease Control and Prevention. Prevention of varicella: recommendations of the Advisory Committee on Immunization Practices (ACIP). MMWR. 1996;45:1-36.

34. Centers for Disease Control and Prevention. Prevention of varicella. Update recommendations of the Advisory Committee on Immunization Practices (ACIP). MMWR. 1999;48:1-5.

35. Vázquez M, Shapiro ED. Varicella vaccine and infection with varicella-zoster virus. N Engl J Med. 2005;352:439-40.

36. Jumaan AO, Yu O, Jackson LA, Bohlke K, Galil K, Seward JF. Incidence of herpes zoster, before and after varicella-vaccination-associated decreases in the incidence of varicella, 1992-2002. J Infect Dis. 2005;191:2002-7.

37. Goldman GS. Incidence of herpes zoster among children and adolescents in a community with moderate varicella vaccination coverage. Vaccine. 2003;21:4243-9.

38. Seward JF, Watson BM, Peterson CL, Mascola L, Pelosi JW, Zhang JX, et al. Varicella disease after the introduction of varicella vaccine in the United States, 1995-2000. JAMA. 2002;287:606-11.

39. Yih WK, Brooks DR, Lett SM, Jumaan AO, Zhang Z, Clements KM, et al. The incidence of varicella and herpes zoster in Massachussets as measured by the Behavioral Risk Factor Surveillance System (BRFSS) during a period of increasing varicella vaccine coverage, 1998-2003. BMC Public Health. 2005;5:68-76.

40. Reynolds MA, Chaves SS, Harpaz R, Lopez AS, Seward JF. The impact of the varicella vaccination program on herpes zoster epidemiology in the United States: a review. J Infect Dis. 2008;197(Suppl 2):S224-7.

41. Whitley RJ. Changing dynamics of varicella-zoster virus infections in the 21st century. Impact of vaccination. J Infect Dis. 2005;191: 1999-2001.

42. Mullooly JP, Riedlinger K, Chun C, Weinmann S, Houston H. Incidence of herpes zoster, 1997-2002. Epidemiol Infect. 2005;133: 245-53.

43. Yawn BP, Saddier P, Wollan PC, St Sauver JL, Kurland MJ, Sy LS. A population-based study of the incidence and complication rates of herpes zoster before zoster vaccine introduction. Mayo Clin Proc. 2007;82:1341-9.

44. Insinga RP, Itzler RF, Pellissier JM, Saddier P, Nikas AA. The incidence of herpes zoster in a United States administrative database. J Gen Intern Med. 2005;20:748-53.

45. Donahue JG, Choo PW, Manson JE, Platt R. The incidence of herpes zoster. Arch Intern Med. 1995;155:1605-9.

46. Ragozzino MW, Melton LJ III, Kurland LT, Chu CP, Perry HO. Population-based study of herpes zoster and its sequelae. Medicine (Balt.). 1982;61: 310-6.

47. Brisson M, Edmunds WJ, Law B, Gay NJ, Walld R, Brownell M, et al. Epidemiology of varicella zoster virus infection in Canada and the United Kingdom. Epidemiol Infect. 2001;127: 305-14.

48. Russell ML, Schopflocher DP, Svenson L, Virani SN. Secular trends in the epidemiology of shingles in Alberta. Epidemiol Infect. 2007;135:908-13.

49. Harpaz R, Ortega-Sánchez IR, Seward JF. Prevention of herpes zoster: recommendations of the Advisory Committee on Immunization Practices (ACIP). MMWR Recomm Rep. 2007;57:1-30.

Capítulo 6

Vacuna frente al herpes zóster

L. Salleras,[1] M. Salleras[2]

[1] Departamento de Salud Pública
Facultad de Medicina
Universidad de Barcelona
Barcelona
Servicio de Medicina Preventiva
Hospital Clínic
Barcelona

[2] Servicio de Dermatología
Hospital del Sagrado Corazón
Barcelona

Dirección para correspondencia
Prof. Lluís Salleras
salleras@ub.edu

Introducción

El virus varicela-zóster (VVZ) es un alfa-herpesvirus que causa dos enfermedades en la especie humana: la varicela, que es la infección primaria, y el herpes zóster, ocasionado por la reactivación endógena de los virus que persisten de forma latente en los ganglios de las raíces sensoriales dorsales o craneales después de la infección primaria.[1,2] Esta reactivación se produce, por lo general, al disminuir la inmunidad celular frente al virus por diferentes causas (inmunosenescencia y enfermedades que deprimen la inmunidad celular), mientras se mantiene la inmunidad humoral.[1-3] La infección latente se produce en la mayoría de los primoinfectados por el virus, pero sólo el 25 % al 30 % de los infectados desarrollan herpes zóster en algún momento de su vida.[3]

La varicela, la infección primaria por el VVZ, es una enfermedad típica de la infancia, aunque también afecta a los adultos jóvenes. Se caracteriza por un exantema vesicular generalizado, con vesículas en diferentes estadios de evolución, y a veces va acompañada de fiebre.[1]

El herpes zóster, la infección secundaria por el VVZ, afecta principalmente a los adultos, sobre todo a los ancianos, y a los pacientes de cualquier edad con la inmunidad celular deprimida.[2] Se caracteriza por una erupción vesicular unilateral dolorosa, localizada en el dermatoma inervado por las raíces sensoriales de los ganglios dorsales o craneales inflamados como consecuencia de la reactivación del virus, que ha permanecido latente en estos ganglios desde la infección primaria.[1-3]

En la actualidad se dispone de vacunas de virus vivos atenuados para la prevención de estas dos enfermedades: la vacuna de la varicela[4] para la prevención de la infección primaria por el VVZ y la vacuna frente al herpes zóster para la prevención de la reactivación endógena clínica por el VVZ latente en los individuos previamente infectados por el virus.[5]

1 Historia natural de la infección por el virus varicela-zóster

Para comprender el mecanismo de acción de las vacunas frente a la varicela y frente al herpes zóster es fundamental conocer la historia natural de la infección por el VVZ (véase la figura 1).[2,6-8]

Tras la infección primaria por el VVZ (varicela), el sistema inmunitario del huésped infectado responde a las glucoproteínas de superficie del virus con respuestas humorales y celulares. Estos antígenos estimulan a los linfocitos B y T vírgenes, produciendo una proliferación clonal de linfocitos B y T sensibilizados frente al VVZ.[8,9] Los linfocitos B sensibilizados (células plasmáticas) producen anticuerpos de tipo IgM en la fase aguda e IgG a partir de las tres semanas del inicio de la infección.[8,9] Los linfocitos Tc producidos en la fase aguda son en gran parte los que resuelven de forma favorable la enfermedad.[8]

También se producen linfocitos B y T de memoria.[8,9] Los primeros, con el soporte de los linfocitos Th de memoria, son los encargados de la producción continuada de anticuerpos IgG específicos frente a la infección durante muchos años, probablemente durante toda la vida, y participan en la protección frente a la varicela clínica en caso de futuras exposiciones al virus salvaje.[8,9] Los linfocitos Tc de memoria se encargan de mantener el virus en estado de latencia en los ganglios sensoriales de las raíces nerviosas sensoriales dorsales o craneales.[8,9] Precisamente, la disminución de la inmunidad ce-

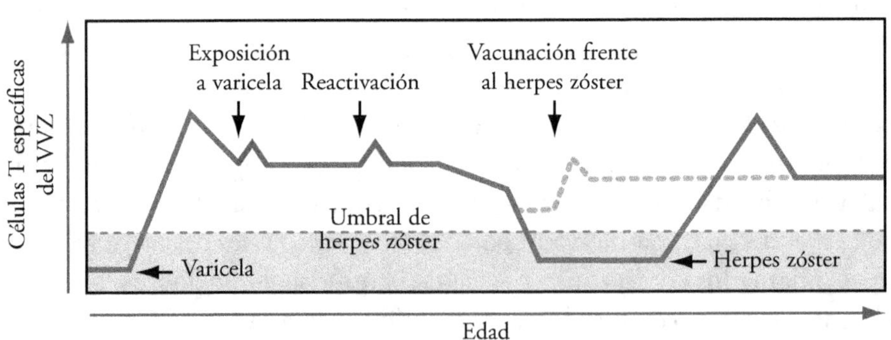

Figura 1.
Historia natural de la infección por el virus varicela-zóster.[6]

lular específica frente al VVZ, ya sea como consecuencia de la edad o por el padecimiento de una enfermedad que deprime el sistema inmunitario celular, abre el camino para que los virus latentes se reactiven y, a través de los nervios correspondientes, lleguen a la piel y den lugar al cuadro clínico del herpes zóster.[8] El dolor que a menudo acompaña a las vesículas se debe a la inflamación de los ganglios sensoriales ocasionada por los virus reactivados.[7]

El herpes zóster, la infección secundaria producida por el VVZ, ocurre, pues, cuando la inmunidad celular específica frente a este virus desciende por debajo de un nivel que impide el mantenimiento de la latencia del virus (véase la figura 1).[6,10]

La evidencia científica disponible indica que la inmunidad frente al VVZ se refuerza periódicamente, bien por la exposición al virus salvaje o como consecuencia de una reactivación silenciosa del virus latente, lo que no daría lugar al cuadro clínico de herpes zóster, pero reforzaría la inmunidad celular frente a este virus (véase la figura 1).[11]

La aparición de segundos episodios de herpes zóster en un mismo individuo es un hecho bastante infrecuente (entre un 1,7 % y un 5 %, según los estudios) y reservado casi en exclusiva a los pacientes inmunodeprimidos.[5] La reactivación clínica del virus daría lugar a un refuerzo de la inmunidad celular que protegería al individuo que ha padecido la enfermedad frente a la ocurrencia de nuevos episodios en el futuro. Éste es uno de los hechos en que se apoyan los partidarios de la hipótesis del refuerzo de la inmunidad celular por la reactivación silente del virus.[10] Si la reactivación clínica produce un efecto *booster*, lo lógico es que también lo produzca la reactivación silente.

La evidencia derivada de estudios epidemiológicos observacionales indica que cuanto mayor haya sido la exposición al VVZ salvaje a lo largo de la vida, menor es la probabilidad de ocurrencia del herpes zóster en la edad avanzada: a mayor número de veces de exposición al virus salvaje, más número de episodios de refuerzo de la inmunidad celular y menos probabilidad de ocurrencia del herpes zóster en la edad madura.[10-12]

A pesar de todos estos refuerzos, los estudios que han medido la evolución con la edad de la inmunidad celular específica frente al VVZ (proliferación de linfocitos Tc sensibilizados, producción de interferón gamma) han puesto de manifiesto un declive progresivo con la edad de la inmunidad celular específica frente al VVZ en los individuos inmunocompetentes.[13-15] Este descenso se correlaciona de forma estrecha con el incremento de la incidencia de herpes zóster según la edad.[16,17]

2 Modificación de la historia natural mediante la vacunación

Las vacunas antivaricela atenuada y frente al herpes zóster pueden modificar la historia natural de la infección por el VVZ.

La vacuna antivaricela atenuada es de bajo contenido antigénico (<2.000 unidades formadoras de placas [UFP]) y tiene por objeto la prevención de la infección por el VVZ, reduciendo la incidencia de la enfermedad, igual que las demás vacunas comercializadas hasta el momento para la prevención de las enfermedades inmunoprevenibles.[4] Administrada a los niños que todavía no han entrado en contacto con el virus, desencadena una respuesta inmunitaria humoral y celular parecida a la de la infección natural, aunque de menor intensidad, que los va a proteger frente al padecimiento de la enfermedad clínica en futuros contactos con el virus.[4]

La primera vacuna de virus vivos atenuados contra la varicela fue desarrollada en Japón a principios de los años 1970 por Takahashi.[1] Inicialmente sólo fue autorizada para su uso en pacientes inmunodeprimidos, y más adelante, a partir de 1989, se autorizó también para la vacunación sistemática de los niños sanos de ese país. En Europa fue introducida a mediados de la década de 1980 para uso exclusivo en pacientes inmunodeprimidos. En Estados Unidos, después de más de veinte años de controversia, fue autorizada en 1995 para la vacunación sistemática de los niños sanos y los adultos susceptibles.[18]

Esta vacuna ha demostrado ser eficaz en la prevención de la varicela clásica en los ensayos clínicos controlados, y efectiva en la prevención de la enfermedad cuando se administra de forma universal a la población infantil.[19] El impacto poblacional en términos de reducción de la incidencia de la enfermedad, de los ingresos hospitalarios y de las muertes por sus complicaciones ha sido muy importante.[19]

Investigaciones efectuadas en niños leucémicos y en población infantil sana han demostrado que los vacunados presentan una menor incidencia de herpes zóster durante la edad infantil que los no vacunados, lo cual constituye un beneficio adicional de esta vacunación, aunque sus posibles efectos sobre la población adulta se verán a largo plazo.[20-24]

La vacuna frente al herpes zóster es la misma vacuna de la varicela atenuada, pero con un contenido antigénico mucho más alto (>18.000 UFP).[25,26] Su objetivo es reducir la incidencia y la gravedad del herpes zóster. Administrada a los individuos previamente infectados por el VVZ incrementa la inmunidad celular específica frente a la infección y modifica la historia natural de la enfermedad, reduciendo o eliminando el riesgo de reactivación de los virus latentes en los ganglios sensoriales.[5]

La observación de que la incidencia y la gravedad del herpes zóster aumentan con el deterioro progresivo de la inmunidad celular específica frente al VVZ que se produce al avanzar la edad (véase la figura 2),[13-15] junto con la constatación de que las recidivas del herpes zóster son muy poco frecuentes en los individuos inmunocompetentes, posiblemente porque la reactivación del virus que causa la enfermedad da lugar a un refuerzo de la inmunidad celular que los protege frente a posteriores episodios de her-

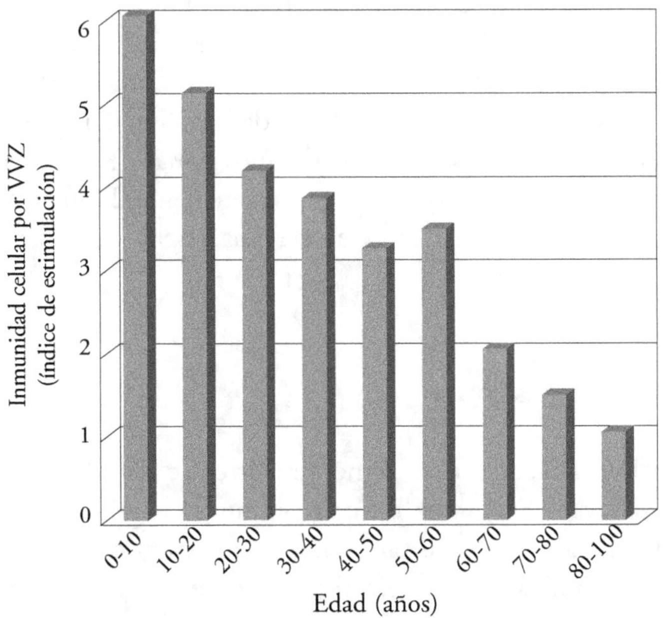

Figura 2.
Disminución de la inmunidad celular específica frente al VVZ en personas inmunocompetentes determinada mediante el test de proliferación linfocítica.[15]

pes zóster, [5,16,17] condujo a formular la hipótesis de que la vacunación de los ancianos inmunocompetentes con la vacuna antivaricela atenuada podría incrementar la inmunidad celular específica frente al VVZ y reducir la incidencia y la gravedad de la enfermedad en los individuos vacunados.[26,27] Puesto que las respuestas inmunitarias en las personas de edad avanzada están disminuidas, desde el primer momento se consideró que la carga antigénica de la vacuna debía aumentarse considerablemente para obtener resultados significativos.[27]

El primer enunciado de la hipótesis ha sido confirmado por estudios de inmunogenicidad que han demostrado que la vacunación de los ancianos inmunocompetentes con la vacuna frente al herpes zóster de elevada potencia antigénica (>19.400 UFP por dosis) incrementa la inmunidad humoral y celular específica frente al VVZ.[27-32] La vacuna induce incrementos significativos de los títulos medios de anticuerpos anti-VVZ específicos, los índices de proliferación linfocítica, la frecuencia de respuesta de células T específicas y la secreción de interferón gamma en las personas de edad avanzada.

El segundo enunciado ha sido probado por un ensayo clínico controlado, aleatorizado y doble ciego, llevado a cabo en personas inmunocompetentes de 60 o más años de edad, atendidas en veintidós centros del Veterans Administration Affaires de Estados Unidos. El estudio (Shingles Prevention Study), que ha incluido 38.546 personas (20.747 de 60 a 69 años y 17.799 de 70 o más años), ha demostrado que la vacuna es segura y eficaz para reducir la carga de la enfermedad, la neuralgia posherpética y la incidencia de herpes zóster en las personas de 60 años y más de edad e inmunocompetentes.[35] La vacuna (*Zostavax®*) fue comercializada en el año 2006 en EEUU y recientemente en Europa.[34] Un subestudio de este ensayo ha demostrado también la inmunogenicidad de la vacuna.

3   Vacuna frente al herpes zóster

Como ya se ha dicho, la vacuna frente al herpes zóster de elevado contenido antigénico está comercializada en EEUU y en Europa. Su inmunogenicidad, eficacia protectora y tolerabilidad han sido probadas en el Shingles Prevention Study,[25] y también se han realizado varios estudios de coste-efectividad con el fin de evaluar la eficiencia de la vacunación.

3.1.   Inmunogenicidad

Con las primeras vacunas anti-VVZ de elevado contenido antigénico para la prevención del herpes zóster, utilizadas en los primeros estudios, se empleó como indicador de inmunidad celular frente al VVZ la frecuencia de células T respondedoras (FCR) específicas. Según Levin *et al.*,[32] los resultados de este ensayo se correlacionan bien con el otro ensayo realizado posteriormente, el IFN-γ ELISPOT, si bien este último con mayor sensibilidad que el primero. En todos los estudios quedó demostrado que las vacunas de alto contenido antigénico eran capaces de reforzar la inmunidad celular y, en consecuencia, reducir la susceptibilidad al padecimiento de la enfermedad.[27-32] En estos estudios se observó que la respuesta inmunitaria se reduce con la edad, y que es mayor cuanto más alto es el contenido antigénico de la vacuna.[31,32]

El ensayo clínico controlado de Oxman *et al.*,[25] Shingles Prevention Study, diseñado primariamente para evaluar la eficacia protectora de la vacuna, ha incluido un subestudio inmunológico que ha confirmado los resultados de los estudios previos.

Se incluyeron en el subestudio todos los sujetos de dos de los veintidós centros participantes en el Shingles Prevention Study (n = 709 en Denver y n = 688 en San Diego).[35,36] Se tomaron muestras de sangre de todos los individuos incluidos en el estudio (vacunados y controles) para determinar su estado inmunitario (inmunidad humoral, gpELISA e inmunidad celular FCR e IFN-γ ELISPOT) antes y después de la vacunación.[35,36]

En la tabla 1 puede verse que la vacunación refuerza de forma importante la inmunidad humoral y celular frente al VVZ. Antes de la vacunación, el estado inmunitario era semejante en los sujetos incluidos en el grupo a vacunar y en el que iba a recibir placebo. A las seis semanas, los títulos y recuentos se habían doblado en los sujetos vacunados en comparación con los del grupo control, sin que se superpusieran los intervalos de confianza, lo que da significación estadística a las diferencias.[35]

En la figura 3 se observa que la inmunidad celular y las diferencias con los controles se mantienen a los tres años de la vacunación.[35,36]

En el mismo estudio se ha confirmado que la respuesta inmunitaria celular disminuye con la edad, pero en todos los grupos de edad los vacunados presentaron recuentos de IFN-γ ELISPOT sensiblemente más altos que los sujetos del grupo control, si bien en las personas a partir de 80 años de edad los intervalos de confianza se superponían, lo que resta significación estadística a las diferencias (véase la figura 4).[35,36]

La vacuna comercializada en EEUU debe mantenerse congelada hasta su utilización.[33] La vacuna comercializada en Europa sólo debe conservarse refrigerada, igual que la mayoría de las vacunas de uso común.[34] Un ensayo clínico controlado realizado por Gilderman *et al.*[37] ha demostrado que la inmunogenicidad de la nueva formulación medida mediante la determinación de anticuerpos específicos anti-VVZ con la técnica gpELISA no es inferior a la de la vacuna congelada utilizada en EEUU. Estos resultados han sido fundamentales para el registro de la nueva formulación vacunal en Europa

Tiempo después de la vacunación	Vacuna/placebo	Gp Elisa[a]	FCR[b]	IFN-γ ELISPOT[c]
Basal	Vacuna	288	5,8	34
	Placebo	293	5,9	34
6 semanas	Vacuna	471 (438-507)	9,8 (9,2-10,5)	70 (62-80)
	Placebo	292 (270-317)	5,3 (4,9-5,7)	32 (28-36)

[a] Títulos geométricos medios (unidades/ml).
[b] Media geométrica de células respondedoras específicas de VVZ por 10^5 células mononucleares en sangre periférica.
[c] Media geométrica de células formadoras de placas por 10^6 células mononucleares en sangre periférica.

Tabla 1.

Inmunogenicidad de la vacuna frente al herpes zóster (subestudio del Shingles Prevention Study).[36]

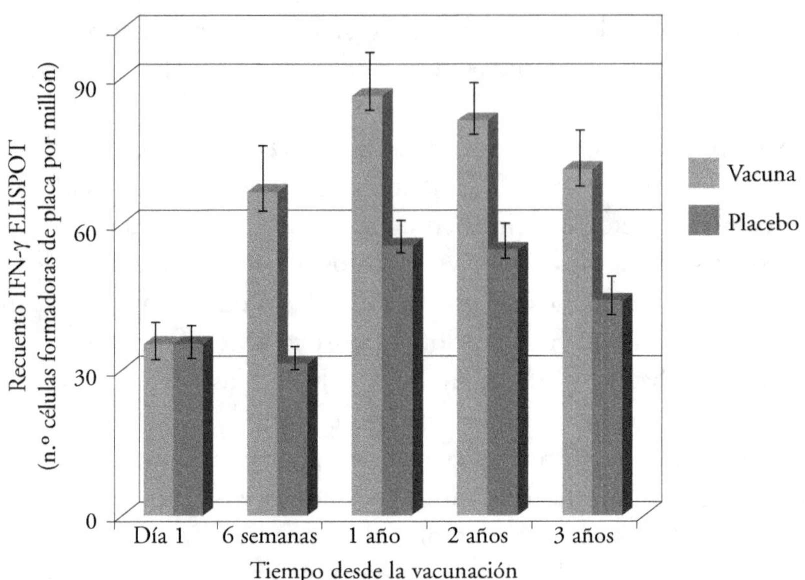

Figura 3.
Respuestas inmunitarias celulares específicas frente al VVZ, según el tiempo transcurrido desde la vacunación (subestudio del ensayo de Oxman).[35]

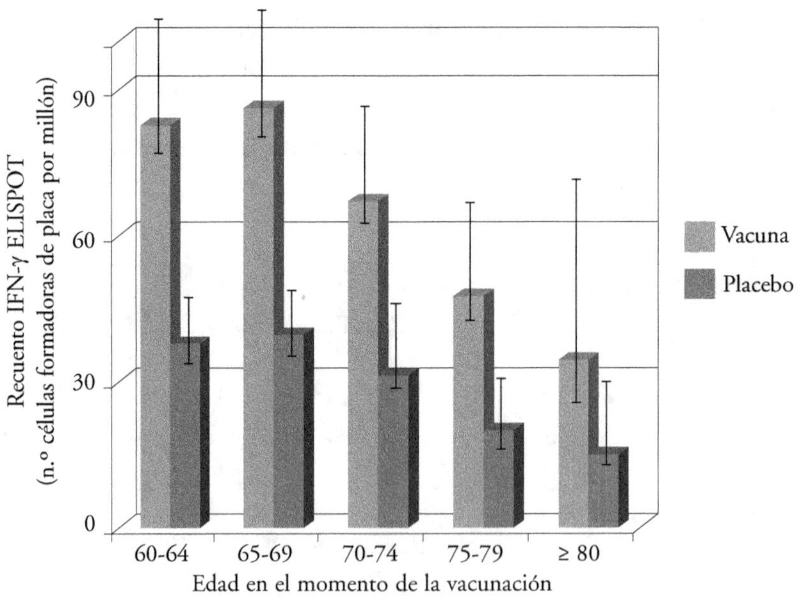

Figura 4.
Respuestas inmunitarias celulares específicas frente a la vacuna del herpes zóster a las seis semanas de la vacunación, según la edad (subestudio del ensayo de Oxman).[35]

por parte de la Agencia Europea del Medicamento (EMA). Esta agencia ha considerado suficiente el criterio de correlato inmunitario para la autorización de la vacuna, sin necesidad de efectuar nuevos ensayos clínicos para evaluar la eficacia protectora.

Otros estudios realizados por Kerzner *et al.*[38] y Sutradhar *et al.*[39] han demostrado que la inmunogenicidad de la vacuna en las personas de 50 a 59 años no es inferior a la observada en las personas de 60 años o más. Los resultados de estos estudios sirvieron a la EMA para extender en Europa el uso de la vacuna a las personas de 50 a 59 años (en EEUU y Canadá la vacuna sólo está autorizada para los mayores de 60 años).

De gran interés práctico son los ensayos clínicos controlados llevados a cabo para evaluar la imunogenicidad y la seguridad de la vacuna frente al herpes zóster administrada de forma concomitante con las otras vacunas de uso corriente en las personas mayores: la antigripal inactivada y la antineumocócica polisacárida. El estudio de Kerzner *et al.*[38] ha demostrado que la respuesta inmunitaria humoral frente al VVZ no se reduce con la administración concomitante de las vacunas del zóster y la antigripal inactivada, lo que permite su uso simultáneo en caso necesario. En cambio, el ensayo de MacIntyre *et al.*[40] ha encontrado que la administración concomitante o secuencial de las vacunas frente al zóster y neumocócica polisacárida reduce la respuesta inmunitaria frente al VVZ en comparación con la administración aislada de las dos vacunas. Por ello, con el fin de evitar una posible reducción de la respuesta inmunitaria celular frente al VVZ, ambas vacunas no deben administrarse simultáneamente.

Por último, estudios recientes de inmunogenicidad han demostrado que las vacunas frente al herpes zóster pueden administrarse sin ningún problema en los pacientes inmunocompetentes con antecedentes de haber padecido herpes zóster antes de la vacunación, así como en los afectos de enfermedades crónicas (diabetes, enfermedad pulmonar obstructiva crónica), ya que se cumplen estrictamente los criterios de no inferioridad en relación con la administración a los sujetos que no han padecido el zóster anteriormente o que no presentan enfermedades crónicas.[41,42]

3.2. *Eficacia protectora*

La eficacia protectora de la vacuna frente al herpes zóster ha sido evaluada en el Shingles Prevention Study.[25] Este estudio incluyó 38.546 personas de más de 60 años de edad e inmunocompetentes, distribuidas aleatoriamente en dos grupos: el grupo de intervención (n = 19.270), que recibió una dosis subcutánea de la vacuna, y el grupo de control (n = 19.276), que recibió un placebo.

El objetivo primario del estudio fue evaluar la eficacia de la vacuna en la reducción de la carga de la enfermedad y de la incidencia de neuralgia posherpética. Como objetivo secundario se planteó investigar la reducción de la incidencia de herpes zóster. Todos los sujetos incluidos en el estudio fueron seguidos durante 3,5 años.

Una subgrupo de los participantes (7.320 vacunados y 6.250 controles) fueron seguidos desde los 3,5 a los 7 años de la aleatorización para evaluar la persistencia de la eficacia vacunal (Short-Term Persistence Study) a medio plazo.[43] Por último, otro subestudio, actualmente en curso, evaluará la persistencia de la eficacia desde los 7 a los 10 años de la aleatorización (Long-Term Persistence Study). A continuación se presentan los resultados de los dos primeros estudios.

Es muy importante destacar que ninguno de los médicos clínicos, estadísticos, epidemiólogos y expertos en herpes zóster que participaron en el diseño, la recogida y el análisis de los datos, o como miembros del comité de expertos encargado de la monitorización y el seguimiento de la investigación, conocían el estado vacunal de los pacientes.

La vacuna contenía un promedio de 24.600 UFP por dosis (18 veces más que la vacuna pediátrica de la misma cepa comercializada en Estados Unidos para la prevención de la varicela, que contiene 1.350 UFP por dosis). Los sujetos vacunados recibieron una dosis subcutánea de 0,5 ml de la vacuna y fueron seguidos durante 3,5 años.

Los resultados finales evaluados fueron la carga de la enfermedad debida a herpes zóster, la incidencia de neuralgia posherpética y la incidencia de herpes zóster. La carga de la enfermedad es una medida que tiene en cuenta tanto la gravedad en función del dolor como la duración de la enfermedad. Para medir la carga de la enfermedad se sumó, en los pacientes que desarrollaron herpes zóster, la puntuación de dolor máxima (ningún dolor 0, peor dolor imaginable 10) en cada uno de los 182 días tras la aparición de la erupción, calculándose posteriormente la carga de enfermedad media en el grupo de sujetos vacunados y en el grupo placebo. La neuralgia posherpética se definió como un dolor asociado al herpes zóster con una puntuación de 3 a 10, que persistía o se iniciaba más de 90 días después de la aparición del exantema. Los casos de herpes zóster se confirmaron por reacción en cadena de la polimerasa (PCR), cultivo o diagnóstico clínico, con el visto bueno del comité de evaluación clínica.

La eficacia de la vacuna se expresó en porcentaje y se determinó con la fórmula clásica: eficacia vacunal (EV) = 1 − RR, siendo RR el riesgo relativo (cociente entre la incidencia en los vacunados y la incidencia en los no vacunados, multiplicado por 100).

Se calcularon la estimación puntual (en porcentaje) y los intervalos de confianza del 95 % (IC95 %) para cada uno de los resultados finales evaluados (carga de la enfermedad, incidencia de neuralgia posherpética e incidencia de herpes zóster), para el conjunto de los sujetos participantes (≥ 60 años) y para los subgrupos de edad de 60 a 69 años y de 70 o más años.

El Shingles Prevention Study demostró que la vacunación con la vacuna de la varicela atenuada de alto contenido antigénico disminuye en un 51,3 (IC95 %: 44,2-57,6) la incidencia de herpes zóster, y en un 66,5 % (IC95 %: 47,5-79,2) la de neuralgia posherpética. Sin embargo, lo que es más importante es que la carga de la enfermedad se reduce en un 61,1 % (IC95 %: 51,1-69,1). En las personas de edad avanzada, de 70 o más años, la eficacia protectora frente a la ocurrencia de herpes zóster es menor que en las de 60 a 69 años, pero se mantiene la eficacia en la reducción de la carga de la enfermedad y, sobre todo, en la prevención de la neuralgia posherpética (véase la figura 5).

Las estimaciones de Kaplan-Meier del efecto de la vacuna sobre la incidencia acumulada de neuralgia posherpética (véase la figura 6) y de herpes zóster (véase la figura 7) en la población en estudio son demostrativas de la eficacia protectora acumulada de la vacuna durante los 3,5 años de seguimiento de los pacientes incluidos en el estudio.

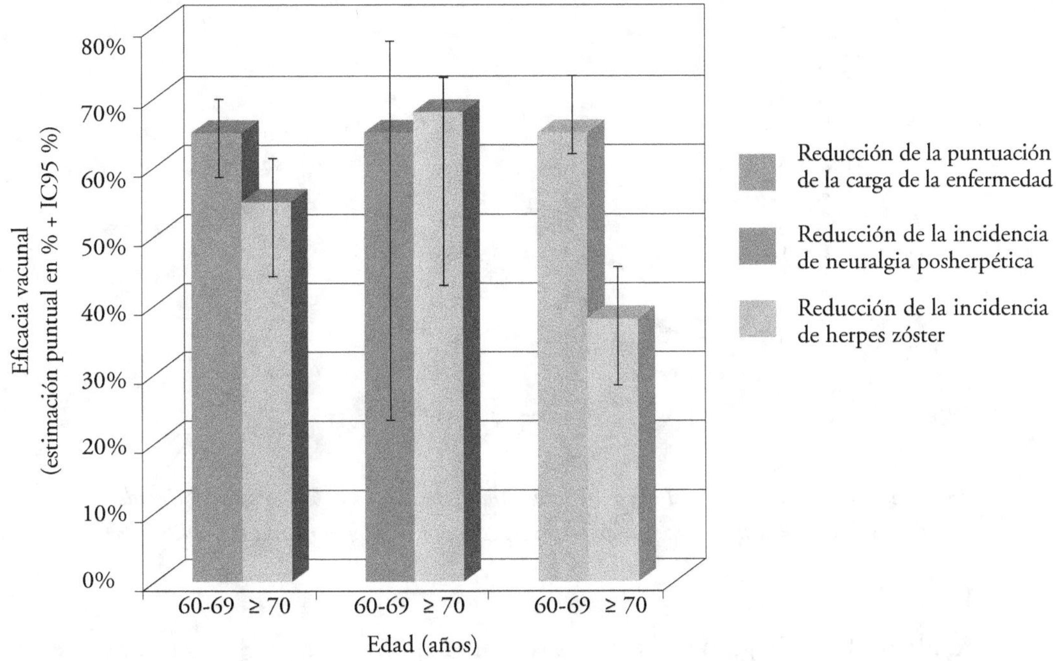

Figura 5.
Eficacia según la edad de la vacunación frente al herpes zóster en la reducción de la carga de la enfermedad, de la incidencia de neuralgia posherpética y de la incidencia de herpes zóster.[25]

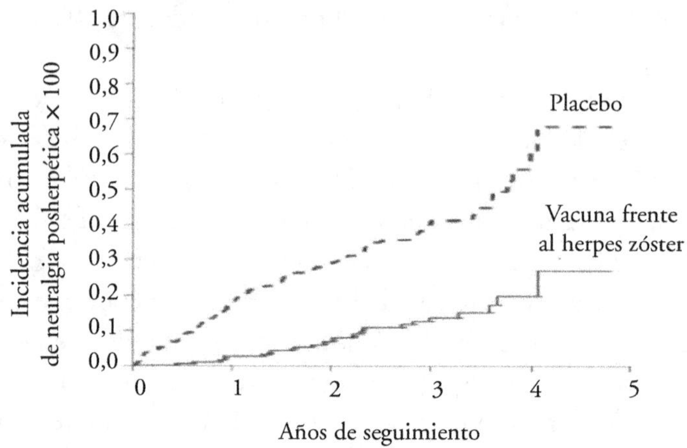

Figura 6.
Estimaciones de Kaplan-Meier del efecto de la vacuna frente al herpes zóster sobre la incidencia acumulada de neuralgia posherpética en la población en estudio por intención de tratar modificada.[25]

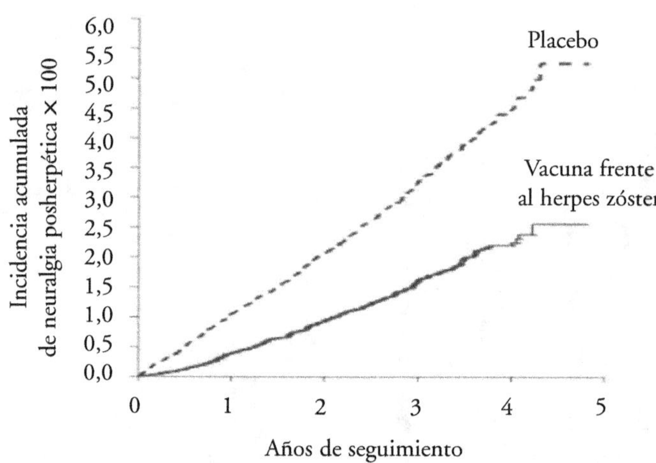

Figura 7.
Estimaciones de Kaplan-Meier del efecto de la vacuna frente al herpes zóster sobre la incidencia acumulada de herpes zóster en la población en estudio por intención de tratar modificada.[25]

Un resultado final de gran interés ha sido que la puntuación de la gravedad media de la enfermedad fue menor en los casos de herpes zóster ocurridos en el grupo vacunado que en los del grupo que recibió placebo, en especial en las personas mayores de 70 años (véase la figura 8). Además, la duración media del dolor fue menor en los pa-

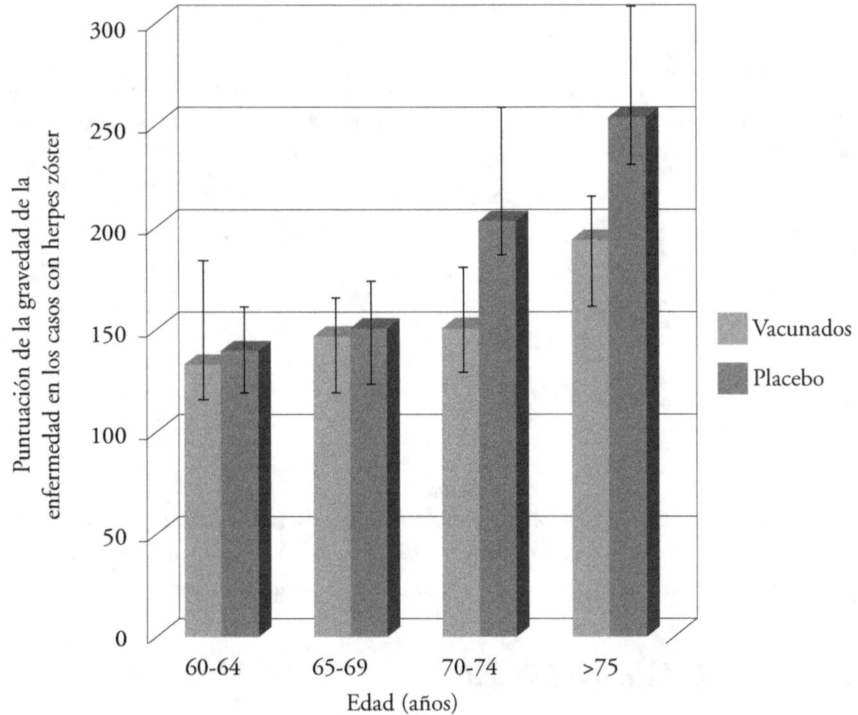

Figura 8.
Puntuación de la gravedad de la enfermedad en los casos con herpes zóster
en los grupos vacunado y placebo.[25]

cientes que habían sido vacunados que en los del grupo placebo (21 frente a 24 días, p < 0,005). Ello significa que en los casos en que la vacuna no ha sido capaz de prevenir la enfermedad, sí ha reducido su gravedad.

El Short-Term Study,[43] recientemente finalizado, ha demostrado que la eficacia de la vacuna se mantiene a medio plazo, si bien a los siete años el límite inferior del intervalo de confianza está por debajo de cero para la reducción de la neuralgia posherpética y de la incidencia de herpes zóster, probablemente porque al disminuir el número de participantes en el estudio es más difícil alcanzar la significación estadística, pero la tendencia es clara en el sentido de que la protección se mantiene con el tiempo (véase la tabla 1).

Cuando la eficacia no se calcula por años, sino por periodos (véase la tabla 2), la protección se mantiene alta tanto en el seguimiento del Short-Term Persistence Study (3,5 a 7 años) como en el análisis conjunto de éste y del Shingles Prevention Study (0 a 7 años). [43]

Periodo de tiempo de actualización (años)	Eficacia vacunal en la reducción de la incidencia de herpes zóster Estimación puntual (IC95%)	Eficacia vacunal en la reducción de la incidencia de neuralgia posherpética Estimación puntual (IC95%)	Eficacia vacunal en la reducción de la carga de la enfermedad Estimación puntual (IC95%)
SPS Años 0,0-4,0	51,3 (44,2-57,6)	66,5 (47,5-79,2)	61,1 (51,1-69,1)
STPS Años 3,5-7,0	39,6 (18,2-55,5)	60,1 (–9,8-86,7)	50,1 (14,1-71,0)
SPS+STPS Años 0,0-7,0	48,7 (42,0-54,7)	64,9 (47,4-77,0)	58,6 (48,6-66,6)

Tabla 2.
Eficacia estimada de la vacuna frente al herpes zóster en la reducción de la carga de la enfermedad y de la incidencia de neuralgia posherpética y de herpes zóster. SPS: Shingles Prevention Study; STPS: Substudy of the Shingles Prevention Study; SPS+STPS: análisis conjunto de los dos estudios.[43]

3.3. Reactogenicidad y tolerabilidad

El Shingles Prevention Study ha proporcionado mucha información sobre la reactogenicidad de la vacuna frente al herpes zóster.[25] Durante el desarrollo del estudio se registraron todos los acontecimientos acaecidos durante los 42 días siguientes al día de la vacunación en todos los participantes. A partir de entonces sólo se registraron los acontecimientos adversos graves si los notificaba el participante y si el médico del centro consideraba que podían estar relacionados con la vacunación. Los ingresos hospitalarios y las muertes se identificaron de acuerdo con la información proporcionada por las familias en las llamadas telefónicas mensuales de seguimiento.

Además, unas trescientas personas de cada uno de los centros del estudio participaron en un subestudio en el cual los efectos adversos se vigilaron de forma más estricta. Cada uno de ellos llevaba un registro diario de la temperatura corporal, de los síntomas y signos en el lugar de la inyección, y de otros síntomas clínicos ocurridos durante los cuarenta y dos días siguientes a la vacunación. Estos datos eran anotados en una tarjeta de informe que se remitía al equipo investigador. Todos ellos fueron preguntados posteriormente para identificar todas las hospitalizaciones ocurridas durante el periodo de seguimiento.[25]

La vacuna fue en general muy bien tolerada.[25] Durante los primeros cuarenta y dos días después de la vacunación, las muertes, el número y la clase de los efectos adversos sistémicos fueron similares en el grupo vacunado y en el grupo control (véase la tabla 3).

Acontecimientos adversos (primeros 42 días tras la vacunación)	Grupo vacunado (n = 19.270) Casos (%)	Grupo placebo (n = 19.276) Casos (%)
Muerte	14 (0,1)	16 (0,1)
Uno o más acontecimientos adversos graves	255 (1,4)	254 (1,4)
Exantema variceliforme en el lugar de la inyección	20 (0,1)	7 (0,04)
Exantema variceliforme en una localización distinta al lugar de la inyección	18 (0,1)	14 (0,1)
Exantema herpetiforme	17 (0,1)	36 (0,2)
Exantema no relacionado con el herpes zóster	595 (3,2)	620 (3,3)
Caso confirmado de herpes zóster	7 (0,1)	24 (0,1)

Tabla 3.
Acontecimientos adversos en el grupo de vacunados y en el de placebo del Shingles Prevention Study.[25]

Los exantemas variceliformes en el lugar de la inyección fueron más frecuentes en el grupo vacunado que en el que recibió el placebo, pero la incidencia de este tipo de exantema en lugares distintos al de la inyección fue similar en ambos grupos. El número de casos de herpes zóster diagnosticados durante los primeros cuarenta y dos días fue de siete en el grupo vacunado y veinticuatro en el grupo control.[25]

En el subestudio de tolerabilidad (unas trescientas personas en cada centro participante en el estudio) hubo una proporción significativamente más alta de efectos adversos en el lugar de la inyección en el grupo vacunado que en el control. Los más frecuentes fueron eritema (35,8 %), dolor e hipersensibilidad a la palpación (34,5 %), hinchazón (26,2 %) y prurito (7,1 %). Ningún otro efecto adverso en el lugar de la inyección se observó en más del 2 % de los vacunados. También fueron más frecuentes en el grupo vacunado los efectos adversos sistémicos que se consideraron relacionados con la vacuna.[25]

3.4. Eficiencia

Después de la comercialización de la vacuna frente al herpes zóster se han publicado seis estudios de evaluación económica de la vacunación: tres en Estados Unidos,[44-46] uno en Inglaterra y Gales,[47] y dos en Canadá.[48,49] Antes de la comercialización de la vacuna, otro estudio realizado en Inglaterra evaluó el coste-efectividad potencial y no presentó datos de coste-efectividad, por lo que no será considerado en esta revisión.[50]

En estos estudios se compararon los costes de la enfermedad, sin y con la vacunación, con los costes de la vacunación. Para ello se constituyeron cohortes teóricas de vacunados y no vacunados, y se siguieron durante periodos de tiempo (horizontes temporales), variables según el estudio, en función de la duración estimada de la protección vacunal. La carga de la enfermedad fue la estimada para el país donde se realizaba el estudio, y la eficacia vacunal fue la del Shingles Prevention Study. El coste de la vacuna fue el vigente en cada país.

Los costes se estimaron en la moneda local del estudio (coste de 2005-2006 en cinco estudios y de 2008 en otro). Los costes y los beneficios se descontaron a tasas del 2 % al 5 %, según el estudio.

En cuatro estudios el análisis se realizó desde la perspectiva de la sociedad (incluyendo costes directos e indirectos), en uno desde la perspectiva del proveedor (incluyó sólo costes directos) y en otro desde las dos perspectivas (véase la tabla 4).

En todos se realizó un análisis de sensibilidad para estimar el efecto de las variaciones de las principales variables del estudio (coste de la enfermedad, duración de la protección vacunal, coste de la vacuna, etc.) en los resultados de la investigación.

Los estudios son difícilmente comparables por las importantes diferencias metodológicas entre ellos.[51] A pesar de esto, permiten extraer ciertas conclusiones: en ningún

Autor	Año	País	Perspectiva	Razón coste/efectividad caso base (coste por año de vida ajustado por calidad ganado)*
Rothberg et al.[44]	2005	Estados Unidos	Sociedad	112.355 dólares EEUU
Brisson et al.[48]	2005	Canadá	Proveedor	33.000 dólares canadienses
Van Hock et al.[47]	2006	Inglaterra y Gales	Proveedor	20.412 libras
Pellissier et al.[45]	2006	Estados Unidos	Proveedor y sociedad	16.229 dólares EEUU (sociedad) 27.609 dólares EEUU (proveedor)
Hornberger et al.[46]	2006	Estados Unidos	Sociedad	<100.000 dólares EEUU a un coste de la vacuna <100 dólares >100.000 dólares EEUU a un coste de la vacuna de 220 dólares
Najafzadeh et al.[49]	2008	Canadá	Proveedor	41.709 dólares canadienses

*Vacunados frente a no vacunados.

Tabla 4.
Resumen de los estudios de coste-efectividad de la vacuna frente al herpes-zóster.

estudio la vacunación ahorra dinero, ni al proveedor ni a la sociedad. Las razones de coste-efectividad incrementales (coste por año de vida ajustado por calidad ganado) son variables (desde 16.000 hasta más de 100.000 dólares americanos). En general, las estimaciones de las razones de coste-efectividad fueron más bajas cuando los costes de la vacuna eran menores, cuando la duración estimada de la protección vacunal era más larga y cuando las cohortes teóricas vacunadas eran de mayor edad.[51]

Como en todos los estudios de evaluación económica, estos resultados sólo son válidos para los países donde se ha realizado el estudio, y no son extrapolables a otros. De hecho, lo ideal sería que cada país realizara su propio estudio de evaluación económica. La carga de la enfermedad no varía mucho entre unos países y otros, pero sí los costes directos e indirectos. De todas formas, estos últimos son menos relevantes, ya que los colectivos a vacunar están teóricamente jubilados o a punto de terminar su vida laboral.

Brisson[52] ha calculado el número de personas a vacunar para prevenir los diferentes episodios relacionados con el herpes zóster. Para ello ha utilizado los datos de su estudio de coste-efectividad.[48]

Supuesta la eficacia del estudio de Oxman *et al.*[25] y que la protección conferida no se reduce con el tiempo, para la cohorte de 65 años de edad es necesario vacunar a 11 personas para prevenir un caso de herpes zóster, a 43 para prevenir un caso de neuralgia posherpética, a 165 para evitar la pérdida de un año de vida ajustado por calidad, a 3.762 para evitar la pérdida de un año de vida y a 23.319 para prevenir una muerte (véase la tabla 5).

Episodios	Número de personas a vacunar para prevenir un episodio Cifras absolutas (IC95 %)
Casos de herpes zóster	11 (10-13)
Casos de neuralgia posherpética	43 (33-53)
Años de vida ajustados por calidad ganados	165 (105-197)
Años de vida perdidos	3.762 (1.650-4.629)
Muertes	23.319 (15.312-33.138)

IC95 %: intervalo de confianza del 95%.

Tabla 5.
Número de personas a vacunar para prevenir los diferentes episodios relacionados con el herpes zóster.
Caso base: vacunación de la cohorte de 65 años; no reducción de la eficacia protectora con el tiempo.[52]

3.5. *Indicaciones, contraindicaciones y pautas de administración*

La vacuna frente al herpes zóster está autorizada en EEUU y Canadá para la prevención de esta enfermedad en las personas inmunocompetentes de 60 años o más de edad. En la Unión Europea ha sido registrada recientemente para la prevención del herpes zóster y la neuralgia posherpética a partir de los 50 años de edad. La EMA ha considerado que la carga de la enfermedad en el grupo de edad de 50 a 59 años es lo suficientemente alta como para justificar la indicación. Además, no parece que el beneficio/riesgo sea muy diferente en estas edades que en edades más avanzadas.

La vacuna comercializada en Europa se conserva refrigerada (entre +2 y +8 °C) y se administra por vía subcutánea, preferiblemente en la región deltoidea (viales de 0,65 ml que contienen un mínimo de 19.400 UFP por dosis).

La vacuna está contraindicada en las mujeres embarazadas y en los pacientes con tuberculosis activa no tratada, con inmunodeficiencia primaria y adquirida, en tratamiento con fármacos inmunosupresores o con corticosteroides sistémicos, o en tratamiento de remplazo con corticosteroides. Los tratamientos con corticosteroides por vía tópica, nasal o intraarticular no contraindican la vacunación. En la tabla 6 se sintetizan las pautas de actuación en los pacientes con estas afecciones o que son sometidos a los citados tratamientos.

La vacuna puede administrarse de forma concomitante con la de la gripe inactivada, pero debe evitarse aplicarla simultáneamente con la vacuna neumocócica 23-valente.

Los pacientes con antecedentes de herpes zóster pueden ser vacunados sin ningún problema, igual que aquellos afectos de enfermedades crónicas.

Conclusiones

La historia natural de la infección por el VVZ es bien conocida. Las vacunas antivaricela y frente al herpes zóster pueden modificar de forma favorable esta historia natural, reduciendo la incidencia de la varicela y del herpes zóster y sus complicaciones, respectivamente.

La vacuna frente al herpes zóster es la primera vacuna que no se administra para prevenir la ocurrencia de una infección, sino para reducir la probabilidad de reactivación de una infección ocurrida anteriormente, cuyo agente se ha mantenido latente en el cuerpo.[19] En España, todos los adultos se pueden beneficiar de esta vacuna, ya que prácticamente el 100 % de la población ha sido infectada por el VVZ antes de los 40 años de edad.[19]

Un aspecto importante a destacar es que esta vacuna puede ser útil en el futuro para dar respuesta y minimizar uno de los problemas planteados por la vacunación univer-

Condición/tratamiento	Recomendaciones
Inmunodepresión de la inmunidad humoral (hipogammaglobulinemia)	Puede administrarse la vacuna
Leucemia, linfoma u otras enfermedades malignas hematológicas que afecten a la médula ósea o al sistema linfático	Vacuna contraindicada durante la enfermedad activa o el tratamiento Puede administrarse si la enfermedad está en remisión, siempre que el paciente no haya recibido quimioterapia ni radioterapia en los 3 meses anteriores
Inmunodepresión de la inmunidad celular (incluida la infección por VIH con un recuento de CD4 $\leq$200 células/mm^3 o $\leq$15% del total de linfocitos)	Vacuna contraindicada
Receptores de trasplantes de médula ósea	Vacuna considerada individualmente Esperar al menos 24 meses desde el tratamiento
Tratamiento con corticosteroides	Puede administrarse la vacuna si el paciente ha tomado <14 dosis o <20 mg/d de prednisona o equivalente Los corticosteroides inhalados tópicos o intraarticulares no contraindican la vacunación
Tratamiento con inmunomoduladores recombinantes (infliximab, adalimumab, etanercept, etc.)	Retrasar la vacunación hasta 1 mes después de finalizar el tratamiento
Otras medicaciones inmunosupresoras	La vacunación puede administrarse si el paciente recibe dosis bajas: Metotrexato $\leq$ 0,4 mg/kg/semana Azatioprina $\leq$ 3 mg/kg/semana 6-mercaptopurina $\leq$ 1,5 mg/kg/dosis

VIH: virus de la inmunodeficiencia humana.

Tabla 6.
Uso de la vacuna frente al herpes zóster en los pacientes inmunodeprimidos.

sal de la población infantil frente a la varicela: el posible incremento de la incidencia de herpes zóster en los ancianos cuando la vacunación de la población infantil frente a la varicela alcance coberturas vacunales elevadas y se reduzca mucho la circulación del virus salvaje, con la consiguiente reducción de los contactos de la población adulta con el virus, lo que comportará la disminución de los refuerzos (*booster*) de la inmunidad celular y el aumento de la probabilidad de reactivación del virus.[2]

La vacuna frente al herpes zóster es un instrumento preventivo que puede contribuir, en el futuro, a mejorar la calidad de vida de las personas ancianas, un colectivo cada vez más numeroso, que pide de forma acuciante intervenciones que mejoren su salud y calidad de vida. Los gobiernos de los países desarrollados así lo han entendido, y las intervenciones dirigidas a la población anciana figuran en los primeros lugares de la lista de prioridades de los planes de salud. Es de esperar que una vez comercializada en España se dé a esta vacuna la prioridad que le corresponde entre las intervenciones preventivas a ofrecer a las personas de edad avanzada, igual que se acaba de hacer en EEUU.

En octubre de 2008, el Advisory Committee on Immunization Practices de EEUU votó la recomendación de la vacunación universal de las personas de 60 o más años de edad. En Europa la vacuna ha sido autorizada recientemente para las personas inmunocompetentes a partir de los 50 años de edad.

Bibliografía

1. Salleras L, Pujals JM, Salleras M. Vacuna antivarice-la-zóster. En: Salleras L, editor. Vacunaciones preventivas. 2ª ed. Barcelona: Masson; 2003. pp. 311-30.
2. Gnann JW Jr, Whitley RJ. Hespes zoster. N Engl J Med. 2002;347:340-6.
3. Weinberg JM. Herpes zoster: epidemiology, natural history and common complications. J Am Acad Dermatol. 2007;57:S130-5.
4. Gershon AA, Takahashi M, Seward J. Varicella vaccine. En: Plotkin SA, Orenstein WA, editores. Vaccines. 4th ed. Philadelphia: WB Saunders; 2004. pp. 783-824.
5. Holodniy M. Prevention of shingles by varicella zoster virus vaccination. Expert Rev Vaccines. 2006;5: 431-43.
6. Arvin A. Aging, immunity and the varicella-zoster virus. N Engl J Med. 2005;352:2266-7.
7. Schmader KE, Dworkin RH. Natural history and treatment of herpes zoster. J Pain. 2008;9(Suppl 1): S3-6.
8. Salleras L, Salleras M. Historia natural de la infección por el virus de la varicela zóster. Vacunas. 2009;10:125-9.
9. Arvin AM. Humoral and cellular immunity to varicella-zoster virus: an overview. J Infect Dis. 2008; 197(Suppl 2):S54-7.
10. Ku CC, Besser J, Aberdroth A, Grose C, Arvin AM. Varicella-zoster virus pathogenesis and immunobiology: new concepts emerging from investigations with the SCIDhu mouse model. J Virol. 2005; 79:2651-8.
11. Brisson M, Gay N, Edmunds WJ, Andrews NJ. Exposure to varicella boosts immunity to herpes-zoster: implications for mass vaccination against chickenpox. Vaccine. 2002;20:2500-7.
12. Thomas S, Wheeler J, Hall AJ. Contacts with varicella or with children and protection against herpes zoster in adults: a case-control study. Lancet. 2002;360:678-82.
13. Miller AE. Selective decline in cellular immune response to varicella-zoster in the elderly. Neurology. 1980;30:582-7.
14. Berger R, Florent G, Just M. Decrease of the lymphoproliferative response to varicella-zoster virus antigen in the aged. Infect Immun. 1981;32:24-7.
15. Burke BL, Steele RW, Beard OW, Wood JS, Cain TD, Marmer DJ. Immune response to varicella-zoster in the aged. Arch Intern Med. 1982;142:291-3.
16. Ragozzino MW, Melton LF III, Kurland LT, Chu CP, Perry HO. Population-based study of herpes zoster and its sequelae. Medicine (Balt). 1982;61:310-6.
17. Donahue JG, Choo PW, Manson JE, Platt R. The incidence of herpes zoster. Arch Intern Med. 1995;155:1605-9.
18. Centers for Disease Control. Prevention of varicella. Recommendations of the Advisory Committee on Immunization Practices (ACIP). MMWR. 1996;45(RR-1):1-36.
19. Salleras L, Salleras M, Prat M, Garrido P, Domínguez A. Vacunas frente al virus de la varicela zóster. Enferm Infecc Microbiol Clin. 2007;25(Supl 4):29-47.
20. Brunell PA, Taylor-Wiedeman J, Geiser CF, Frierson L, Lydick E. Risk of herpes zoster in children with leukemia: varicella vaccine compared with history of chickenpox. Pediatrics. 1986;77:53-6.
21. Hardy I, Gershon AA, Steinberg SP, LaRussa P. The incidence of zoster after immunization with live attenuated varicella vaccine. A study in children with leukemia. Varicella Vaccine Collaborative Study Group. N Engl J Med. 1991;325:1545-50.
22. Lawrence R, Gershon AA, Holzman R, Steinberg SP. The risk of zoster after varicella vaccination in children with leukemia. N Engl J Med. 1988;318: 543-8.
23. Tseng HF, Smith N, Marcy SM, Sy LS, Jacobsen SJ. Incidence of herpes zoster among children vaccinated with varicella vaccine in a prepaid health care plan in the United States 2002-2008. Pediatr Infect Dis J. 2009;28:1069-72.
24. Civen R, Chaves SS, Jumaan A, Wu H, Mascola L, Gargiullo P, et al. The incidence and clinical characteristics of herpes zoster among children and adolescents after implementation of varicella vaccination. Pediatr Infect Dis. 2009;28:954-9.
25. Oxman MN, Levin MJ, Johnson GR, Schmader KE, Straus SE, Gelb LD, et al. A vaccine to prevent herpes zoster and postherpetic neuralgia in older adults. N Engl J Med. 2005; 352:2271-84.
26. Oxman MN. Immunization to reduce the frequency and severity of herpes zoster and its complications. Neurology. 1995;45(Suppl 8):S41-S46.
27. Levin MJ. Use of varicella vaccines to prevent herpes zoster in older individuals. Arch Virol Suppl. 2001;17:151-60.

28. Levin MJ, Murray M, Rotbart HA, Zerbe GO, White J, Hayward AR. Immune response of elderly individuals to a live attenuated varicella vaccine. J Infect Dis. 1992;166:253-9.

29. Levin MJ, Barber D, Goldblatt E, Jones M, LaFleur B, Chan C, *et al.* Use of a live attenuated varicella vaccine to boost varicella-specific immune responses in seropositive people 55 years of age and older: duration of booster effect. J Infect Dis. 1998;178(Suppl 1):S109-S112.

30. Trannoy E, Berger R, Hollander G, Bailleux F, Heimendinger P, Vuillier D, *et al.* Vaccination of immunocompetent elderly subjects with a live attenuated Oka strain of varicella zoster virus: a randomized, controlled, dose-response trial. Vaccine. 2000;18:1700-6.

31. Levin MJ, Hayward AR. Prevention of herpes zoster. En: Ellis P, White CJ, editores. Infect Dis Clin North Am. 1996;10:657-76.

32. Levin MJ, Smith JG, Kaufhold RM, Barber D, Hayward AR, Chan CY, *et al.* Decline in varicella-zoster virus (VZV)-specific cell-mediated immunity with increasing age and boosting with a high-dose VZV vaccine. J Infect Dis. 2003;188:1336-44.

33. Centers for Disease Control. Prevention of herpes zoster: recommendations of the Advisory Committee on Immunization Practices (ACIP). MMWR. 2008;57(RR-5):21-31.

34. European Medicines Agency: *Zostavax.* Disponible en: www.emea.eu/humandocs/ PDFs/EPAR/zosta vax/067406en6.pdf

35. Levin MJ, Oxman MN, Zhang JH, Johnson GR, Stanley H, Hayward AR, *et al.* Varicella-zoster virus-specific immune responses in elderly recipients of a herpes zoster vaccine. J Infect Dis. 2008;197:825-35.

36. Weinberg A, Zhang JH, Oxman MN, Johnson GR, Hayward AR, Caulfield MJ, *et al.;* US Department of Veterans Affairs (VA) Cooperative Studies Program Shingles Prevention Study Investigators. Varicella-zoster virus-specific immune responses to herpes zoster in elderly participants in a trial of a clinically effective zoster vaccine. J Infect Dis. 2009;200: 1068-77.

37. Gilderman LI, Lawless JF, Nolen TM, Sterling T, Rutledge RZ, Fernsler DA, *et al.;* Zostavax Protocol 010 Study Group. A double-blind, randomized, controlled, multicenter safety and immunogenicity study of a refrigerator-stable formulation of Zostavax. Clin Vaccine Immunol. 2008;15:314-9.

38. Kerzner B, Murray AV, Cheng E, Ifle R, Harvey PR, Tomlinson M, *et al.* Safety and immunogenicity profile of the concomitant administration of Zostavax and inactivated influenza vaccine in adults aged 50 and older. J Am Geriatr Soc. 2007;55: 1499-507.

39. Sutradhar SC, Wang WW, Schlienger K, Stek JE, Xu J, Chan IS, *et al.* Comparison of the levels of immunogenicity and safety of Zostavax in adults 50 to 59 years old and adults 60 years and older. Clin Vaccine Immunol. 2009;16:646-52.

40. MacIntyre CR, Egerton t. McCaughey M, *et al.* Concomitant administration of zoster and pneumococcal vaccines in adults ≥ 60 years old. 48th Annual Meeting of the Interscience Conference on Antimicrobial Agents and Chemotherapy/46th Annual Meeting of the Infectious Diseases Society of America. Washington DC; 2008. Abstr. no. G-399d plus poster.

41. Mills R, Tyring S, Levin MJ, Parrino J, Li X, Coll KE, *et al.* Safety, tolerability and immunogenicity of zoster vaccine in subjects with a history of herpes zoster (HZ). Vaccine 2010;28:4204-9.

42. Schmader KE, Bobrove AM, Levin MJ, *et al.* Immunogenicity and safety of varicella-zoster virus (VZV) vaccine administered to older adults with or without diabetes mellitus (DM) or chronic obstructive pulmonary disease (COPD). American Geriatrics Society Annual Meeting. Chicago, IL; 2006. Abstr. no. D26 plus poster.

43. Schmader KE, Oxman MN, Levin MJ, *et al.* Persistence of zoster vaccine efficacy. 48th Annual Meeting of the Interscience Conference on Anti-microbial Agents and Chemotherapy/46th Annual Meeting of the Infectious Diseases Society of America. Washington DC; 2008. Abstr. no. G-409 plus poster.

44. Rothberg MB, Virapongse A, Smith KJ. Cost-effectiveness of a vaccine to prevent herpes zoster and postherpetic neuralgia in older adults. Clin Infect Dis. 2007;44:1280-8.

45. Pellissier JM, Brisson M, Levin MJ. Evaluation of the cost-effectiveness in the United States of a vaccine to prevent herpes zoster and postherpetic neuralgia in older adults. Vaccine. 2007;25:8326-37.

46. Hornberger J, Robertus K. Cost-effectiveness of a vaccine to prevent herpes zoster and postherpetic neuralgia in older adults. Ann Intern Med. 2006; 145:317-25.

47. Van Hock AJ, Gay N, Melegaro A. Estimating the cost-effectiveness of vaccination against herpes zoster in England and Wales. Vaccine. 2009;27: 1454-67.

48. Brisson MB, Pellisier JM, Camden S, Quach C, De Wals P. The potential cost-effectiveness of vaccination against herpes zoster and post-herpetic neuralgia. Hum Vaccin. 2008;4:238-45.

49. Najafzadeh M, Marra CA, Galanis E, Patrick DM. Cost effectiveness of herpes zoster vaccine in Canada. Pharmacoeconomics. 2009;27:991-1004.

50. Edmuns WJ, Brisson M, Rose JD. The epidemiology of herpes zoster and potential cost-effectiveness of vaccination in England and Wales. Vaccine. 2001;19:3076-90.

51. Márquez-Peláez S, Ruiz-Aragón J. Revisión sistemática de los estudios económicos sobre la vacuna contra el herpes zóster y la neuralgia postherpética en adultos. Vacunas. 2009;10:118-24.

52. Brisson M. Estimating the number needed to vaccinate to prevent herpes zoster-related disease, health care resource use and mortality. Can J Public Health. 2008;99:383-6.

Capítulo 7

Preguntas y respuestas sobre las vacunas de la varicela y del herpes zóster

J.A. Navarro

Servicio de Prevención
Consejería de Sanidad de la Región de Murcia
Murcia

Dirección para correspondencia
Dr. José Antonio Navarro
josea.navarro2@carm.es

¿Se acompañan de viremia las manifestaciones clínicas del herpes zóster?
A diferencia de la varicela primaria, el herpes zóster es muy infrecuente que se acompañe de viremia en los sujetos inmunocompetentes, ya que el herpes zóster se produce cuando los viriones que se encuentran en estado latente en las neuronas de los ganglios dorsales paraespinales migran a la piel por los axones y penetran en la epidermis, causando las típicas manifestaciones clínicas.

¿Qué inmunidad desempeña un papel fundamental en la reactivación del virus varicela-zóster (VVZ) latente?
La inmunidad mediada por células es la que tiene el papel más importante para evitar las reactivaciones.

¿Cómo se mantiene esta inmunidad celular?
Se mantiene por recuerdos (*boosters*) endógenos (reactivación subclínica del virus latente) y exógenos (respuesta a la exposición al virus circulante en forma de varicela).

¿Contienen VVZ las vesículas del herpes zóster?
Contienen altas cantidades de virus, que son infectantes y pueden dar lugar a casos de varicela en personas susceptibles, pero nunca herpes zóster.

¿Cuál es la complicación más frecuente del herpes zóster?
La neuralgia posherpética, que aparece en aproximadamente un 20 % de los adultos y en más del 33 % de los octogenarios.

Además de la neuralgia posherpética, ¿puede ocasionar otras complicaciones el herpes zóster?

Sí. El virus puede causar herpes zóster oftálmico, queratitis con ulceración corneal, neuritis óptica, glaucoma, infecciones bacterianas secundarias, pérdida de visión y el síndrome de Ramsay-Hunt (parálisis periférica del nervio facial y vesículas de zóster en las orejas, el paladar duro o la lengua).

¿El herpes zóster en el paciente inmunodeprimido es más grave que en el inmunocompetente?

Sí. En el sujeto inmunodeprimido el exantema es más importante, de mayor duración y puede diseminarse por la piel. Además, puede provocar viremia con diseminación al hígado, los pulmones, el intestino y el sistema nervioso. Sin embargo, el riesgo de padecer neuralgia posherpética no está elevado en estos pacientes.

¿El herpes zóster puede causar un cuadro de varicela en los contactos?

Al contener las lesiones gran cantidad de virus, éstos pueden diseminarse presumiblemente por vía aérea, además de por contacto, y causar varicela, no herpes zóster, en los contactos susceptibles. No obstante, aunque es menos contagioso que la varicela, los pacientes con herpes zóster deben evitar el contacto con personas susceptibles a la varicela de alto riesgo (embarazadas, prematuros nacidos de madres susceptibles, nacidos con menos de 28 semanas de edad gestacional o con un peso inferior a 1000 g independientemente de que la madre sea susceptible o inmune a la varicela, e inmunodeprimidos de cualquier edad) hasta que las lesiones se hayan secado y formado costras.

Para padecer herpes zóster, ¿es necesaria una infección previa por el VVZ?

Sí. Es condición necesaria una infección previa por el VVZ y haber padecido la varicela. El herpes zóster se produce por una reactivación del mismo virus causante de la varicela.

¿Hay factores de riesgo que aumenten la posibilidad de padecer un herpes zóster?

Sí. Uno de ellos es la edad en que se padeció la varicela, pues a medida que la edad de la primoinfección es menor, mayor es el riesgo de padecer un zóster. Por ello, el herpes zóster pediátrico es frecuente tras las infecciones intrauterinas o cuando se ha padecido la varicela en las primeras edades de la vida, y es menos frecuente en las personas nacidas en países o en comunidades donde la varicela suele ocurrir a edades más tardías.

En los niños inmunocompetentes, el riesgo de herpes zóster por el VVZ vacunal parece estar disminuido en aquellos que han recibido una dosis de vacuna respecto a los que padecieron la varicela salvaje. Se desconoce el riesgo de los que han recibido dos dosis de vacuna y de los que que han padecido una varicela modificada tras la vacunación *(breakthrough)*. Aun así, el riesgo en los niños inmunodeprimidos es bastante menor si han recibido la vacuna respecto a los que han padecido la infección por el virus salvaje.

Por otra parte, hay una asociación entre el aumento de la edad y el incremento de la incidencia de herpes zóster, probablemente a causa de la inmunosenescencia.

Otro factor de riesgo para desarrollar herpes zóster es padecer enfermedades hematológicas malignas o tumores sólidos, y recibir un trasplante de progenitores hematopoyéticos (durante el primer año postrasplante).

El riesgo puede reducirse tras exposiciones al VVZ salvaje, al estimular este recuerdo exógeno la inmunidad mediada por células.

¿Se producen episodios recurrentes de herpes zóster?

Aunque los datos son limitados, ciertos estudios demuestran que pueden producirse en personas inmunocompetentes, incluso precozmente tras padecer el episodio inicial. Otros estudios indican que el riesgo de recurrencia es similar al de las personas que no han padecido ningún episodio con anterioridad.

¿Son similares la vacunas frente al herpes zóster y la varicela?

La vacuna frente al herpes zóster contiene como mínimo 19.400 unidades formadoras de placas (UFP) de la cepa Oka/Merck, mientras que la de la varicela contiene un mínimo de 1.350 UFP.

¿La vacuna disponible en España debe almacenarse congelada?

No. Debe conservarse entre 2 y 8 °C. El liofilizado de la vacuna que se utiliza en Estados Unidos debe almacenarse congelado a una temperatura media de −15 °C o menos, mientras que el diluyente puede conservarse a temperatura ambiente o en frigorífico convencional.

¿Se han llevado a cabo ensayos clínicos de fase III con la vacuna del herpes zóster?

Sí. Los estudios realizados en Estados Unidos han incluido 38.456 sujetos mayores de 60 años de edad, con un seguimiento medio de 3,1 años, y ya se dispone de datos de seguimiento hasta 7 años (Short Term Persistence Study).

¿Tiene relación la edad de la vacunación con la eficacia de la vacuna?

Sí. Cuanto mayor es la edad del vacunado, menor es la eficacia para prevenir el herpes zóster. Así, mientras la eficacia en la población de 60 a 69 años de edad es del 64 %

(intervalo de confianza del 95 % [IC95 %]: 56-71), desciende al 41 % (IC95 %: 28-52) y al 18 % (IC 95 %: – 29-48) en la población de 70 a 79 años de edad y mayor de 80 años, respectivamente. Estas diferencias no se observan en la eficacia para reducir la neuralgia posherpética.

¿Decae con el tiempo la eficacia de la vacuna para evitar el herpes zóster y la neuralgia posherpética?

Sí. Decae en el primer año tras la vacunación, pero ha permanecido estable durante tres años de seguimiento. En el Shingles Prevention Study y su derivado Short-Term Persistence Study, a los 7 años la eficacia en la prevención del herpes zóster en los sujetos de 60 o más años de edad es del 54,8 % (IC95 %: –13,2-81,7), y en la prevención de la neuralgia posherpética es del 58,5 % (IC95 %: –100,0-97,0), mientras que durante el primer año de la vacunación la eficacia es del 62,0% (IC95%: 49,6-71,6) y del 83,4 % (IC95%: 56,7-95,0), respectivamente.

¿Hay evidencias de la transmisión del virus vacunal a los contactos?

Hasta la fecha no hay evidencias de transmisión del virus desde personas vacunadas a contactos.

¿A partir de qué edad puede un individuo vacunarse frente al herpes zóster?

La ficha técnica de la Agencia Europea del Medicamento (EMA) autoriza su uso en personas a partir de 50 años de edad, mientras que el Advisory Committee on Immunization Practices (ACIP) de EEUU la recomienda de forma universal para personas de 60 o más años basándose en los estudios de eficacia. La EMA ha tenido en cuenta ensayos clínicos adicionales de inmunogenicidad y seguridad realizados en individuos con 50 o más años de edad.

¿Pueden vacunarse las personas que tienen antecedentes de herpes zóster?

Aunque se han confirmado episodios repetidos de herpes zóster en sujetos inmunocompetentes, su padecimiento estimula la inmunidad específica y hace poco probables las recidivas. No obstante, estas personas sí pueden vacunarse, y aunque no se ha evaluado la eficacia y la seguridad de la vacuna en esta población específica en los ensayos clínicos fundamentales de eficacia, en estudios con un pequeño número de participantes la vacuna fue inmunógena y bien tolerada.

Tras padecer un herpes zóster, ¿cuándo se puede recibir la vacuna?

Se recomienda esperar a que se haya resuelto el cuadro clínico.

¿Pueden recibir la vacuna los individuos con fallo renal, diabetes mellitus, artritis reumatoide o enfermedad pulmonar?

Sí, excepto si su situación clínica lo desaconseja o si están tomando medicación que contraindique formalmente la vacunación (inmunosupresores o corticosteroides en dosis altas; los corticosteroides tópicos, inhalados o intraarticulares a dosis bajas no contraindican la vacunación).

¿Se puede vacunar a una persona que refiere que padeció la varicela?

Sí, y no es necesario preguntar, antes de vacunar frente al herpes zóster, sobre los antecedentes de varicela, ya que más del 99 % de los adultos mayores de 40 años la han padecido. Hay que tener en cuenta que los ensayos clínicos en EEUU se realizaron en personas de 60 años o más de edad y con el antecedente de haber padecido la varicela.

Si un candidato a recibir la vacuna presenta una serología negativa para el VVZ, ¿se le puede administrar la vacuna frente al herpes zóster?

En este caso, y aunque no hay datos sobre la eficacia ni la seguridad de la vacuna frente a la varicela en los sujetos susceptibles mayores de 65 años, al no haber sido incluidos en los ensayos clínicos correspondientes, el individuo deberá recibir dos dosis de vacuna de la varicela.

¿Se pueden administrar conjuntamente la vacuna antigripal y la del herpes zóster? ¿Y otras vacunas?

La vacuna del herpes zóster puede administrarse simultáneamente con la antigripal trivalente inactivada. No hay datos respecto a otras vacunas, pero en administración simultánea con la vacuna neumocócica de veintitrés serotipos se observó una reducción de la respuesta inmunitaria a la vacuna del herpes zóster.

¿Se pueden vacunar aquellos que fueron vacunados frente a la varicela?

Como en el ensayo clínico de fase III se excluyeron los previamente vacunados frente a la varicela, en el momento actual el ACIP no recomienda la vacunación frente al herpes zóster en estas personas. A efectos prácticos, y salvo casos excepcionales, transcurrirán todavía varios años hasta que las cohortes vacunadas de varicela en la infancia lleguen a la edad adulta.

¿Se pueden vacunar aquellos en quienes se prevea que en un futuro van a estar inmunodeprimidos?

Se puede y deben vacunarse en el primer contacto médico mientras su sistema inmunitario esté intacto. Lo ideal es vacunar al menos entre 15 y 30 días antes de iniciar un tratamiento inmunosupresor.

¿Se pueden vacunar los que estén recibiendo un tratamiento antiviral de eficacia reconocida frente al VVZ (aciclovir, famciclovir o valaciclovir)? ¿Y si inadvertidamente el paciente recibe esos antivirales en las 48 horas previas o en las 2 semanas posteriores a la administración de la vacuna?

Ya que los antivirales pueden interferir con la replicación de los virus contenidos en la vacuna, pero tienen una vida media relativamente corta, se debe suprimir esta medicación al menos 24 horas antes de recibir la vacuna. Por otra parte, no deben utilizarse hasta transcurridas dos semanas desde la vacunación.

En caso de una administración inadvertida, y aunque el nivel de evidencia no es muy alto, podría plantearse la administración de una segunda dosis de vacuna del herpes zóster pasados 42 días y siempre tras el cese del tratamiento antiviral.

¿Puede administrarse la vacuna a los pacientes que estén recibiendo sangre u otros hemoderivados que contengan anticuerpos?

En los ensayos clínicos anteriores a la comercialización de la vacuna, los sujetos se reclutaban con antecedentes de padecimiento de la varicela. En ellos, los títulos de anticuerpos se mantenían altos, de modo indefinido, y comparables a los contenidos en la sangre, el concentrado de hematíes, el plasma y las inmunoglobulinas, y sin embargo gran parte de los sujetos presentaban una buena respuesta inmunitaria a la vacuna. Hay que tener en cuenta que la cantidad de antígeno en la vacuna del herpes zóster es tan alta que elimina cualquier interferencia producida por anticuerpos específicos contenidos en los hemoderivados. Por tanto, la vacuna del herpes zóster puede administrarse en cualquier momento antes, durante o después de recibir dichos productos.

¿Se puede vacunar una madre que amamanta?

La mayoría de las vacunas de virus vivos, incluida la de la varicela, no se secretan en la leche materna. Por consiguiente, la lactancia no es una contraindicación para recibir la vacuna del herpes zóster.

¿Se puede vacunar a las embarazadas?

La vacuna no está indicada en las mujeres menores de 50 años. En tal caso, estaría contraindicada, como cualquier otra vacuna de virus vivos, en los casos excepcionales de embarazos por encima de esa edad.

¿Está contraindicada la vacuna en las personas inmunodeprimidas?

Sí, está contraindicada en los pacientes con leucemias o linfomas, aunque pueden vacunarse si están en remisión y siempre que hayan transcurrido al menos tres meses desde la finalización del tratamiento inmunosupresor.

El tratamiento con metotrexato ($\leq 0{,}4$ mg/kg/semana), con azatioprina ($\leq 3{,}0$ mg/kg/día) o con mercaptopurina ($\leq 1{,}5$ mg/kg/día) no supone una contraindicación para recibir la vacuna.

En los receptores de trasplantes de progenitores hematopoyéticos podría valorarse su administración como mínimo 24 meses tras la intervención, siempre que no haya enfermedad del injerto contra el huésped.

Se desconoce el efecto de los mediadores inmunitarios y de los inmunomoduladores (adalimumab, infliximab y etenercept), por lo que se vacunará al mes de finalizar el tratamiento.

¿Qué hay que hacer si inadvertidamente se vacuna a un niño con la vacuna frente al herpes zóster?

Nada, y se tendría en cuenta que esa dosis contaría como una dosis válida de vacuna de la varicela.

¿La vacuna de la varicela previene el herpes zóster?

La vacuna de la varicela no está indicada para prevenir el herpes zóster.

¿Qué hay que hacer si un adulto mayor de 50 años recibe inadvertidamente la vacuna de la varicela para prevenir el herpes zóster?

La dosis no contará como válida y deberá recibir una dosis de vacuna frente al herpes zóster en la misma visita. Si el error se detecta más tarde, se administrará la vacuna del herpes zóster como mínimo a los 28 días de la vacuna de la varicela.

¿Qué hay que hacer si un inmunodeprimido está en contacto con alguien que presenta un exantema asociado a la vacunación del herpes zóster?

Puesto que la transmisión viral, en caso de que exista, sería de baja carga, se utilizarían antivirales (aciclovir, famciclovir o valaciclovir) sólo en caso de que el inmunodeprimido desarrollara una enfermedad grave, lo cual es muy improbable.

¿Protege la vacuna del herpes zóster frente al herpes genital?

No. La vacuna no protege frente a otras formas de herpes, como el genital, ya que se trata de virus distintos. El herpes genital está causado por el virus herpes simple, generalmente de tipo 2.

¿Hay algún límite máximo de edad para recibir la vacuna?

No hay un límite superior de edad para recibir la vacuna, pero la eficacia para evitar el herpes zóster es menor a medida que aumenta la edad. Hay que tener presente que, en el estudio fundamental, la edad de la población estaba comprendida entre 59 y 99 años.

¿Es necesario repetir la vacunación periódicamente?

No se han determinado todavía la necesidad ni el momento de la revacunación.

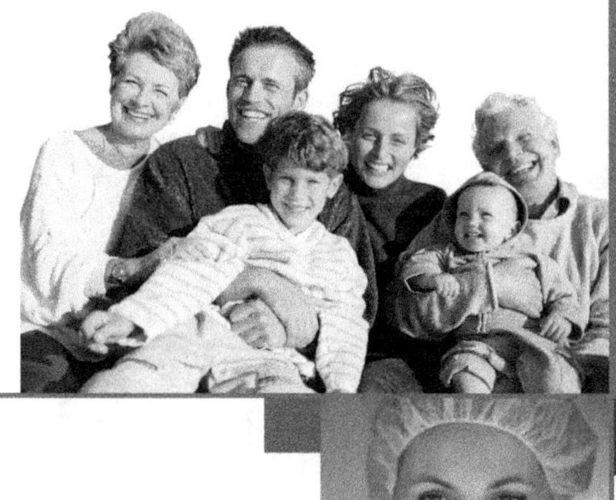

Líderes
en la
prevención

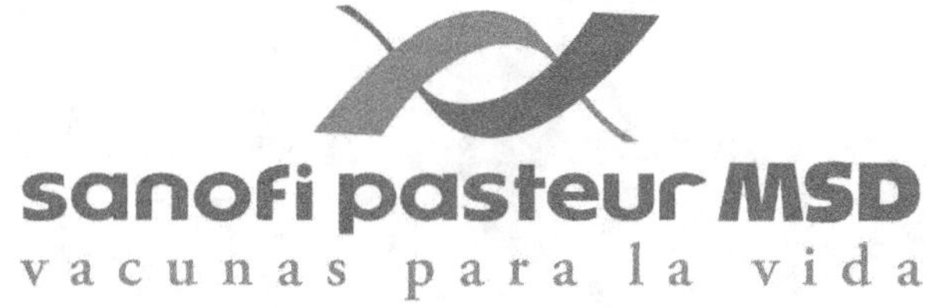

sanofi pasteur MSD
vacunas para la vida